国家重点研发计划 2020YFC2008703

主动健康与康复指导丛书
TUNYAN MEI FANNAO-TUNYAN ZHANGAI KANGFU SHOUCE

吞咽没烦恼
——吞咽障碍康复手册

沈夏锋 吴 韬 朱 睿 主编

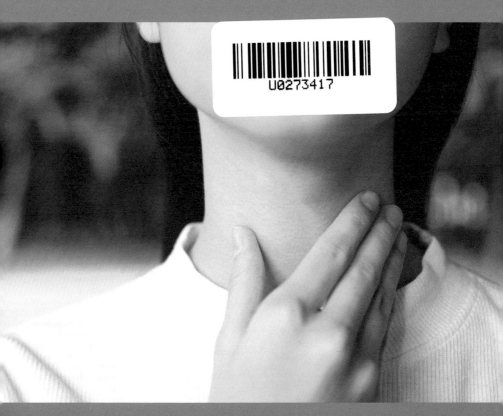

U0273417

山东科学技术出版社
·济南·

图书在版编目（CIP）数据

吞咽没烦恼：吞咽障碍康复手册 / 沈夏锋，吴韬，朱睿主编 . -- 济南：山东科学技术出版社，2022.8
ISBN 978-7-5723-1375-2

Ⅰ.①吞… Ⅱ.①沈… ②吴… ③朱… Ⅲ.①吞咽障碍 – 康复 Ⅳ.① R745.109

中国版本图书馆 CIP 数据核字（2022）第 144282 号

吞咽没烦恼
——吞咽障碍康复手册
TUNYAN MEI FANNAO
—TUNYAN ZHANGAI KANGFU SHOUCE

责任编辑：崔丽君

装帧设计：侯　宇

主管单位：山东出版传媒股份有限公司
出 版 者：山东科学技术出版社
　　　　　地址：济南市市中区舜耕路 517 号
　　　　　邮编：250003　电话：（0531）82098088
　　　　　网址：www.lkj.com.cn
　　　　　电子邮件：sdkj@sdcbcm.com
发 行 者：山东科学技术出版社
　　　　　地址：济南市市中区舜耕路 517 号
　　　　　邮编：250003　电话：（0531）82098067
印 刷 者：山东联志智能印刷有限公司
　　　　　地址：山东省济南市历城区郭店街道相公庄村
　　　　　　　　文化产业园 2 号厂房
　　　　　邮编：250100　电话：（0531）88812798

规格：大 32 开（148 mm×210 mm）
印张：3.75　字数：72 千
版次：2022 年 8 月第 1 版　印次：2022 年 8 月第 1 次印刷
定价：38.00 元

编委会

主　编　沈夏锋　吴韬　朱睿

副主编　周蒨　解元　周亮

编　者　（以姓氏笔画为序）

　　　　朱仕杰　李晗　杨红

　　　　沈于琛　陈海洋　周哲

　　　　曹昕原

插　画　金林沁

序言

民以食为天，进食和吞咽是人的本能，一旦吞咽出现异常，即吞咽障碍（吞咽困难），人就没了"口福"，而这会影响健康甚至危及生命。近年来，随着人口老龄化的加速，吞咽障碍越来越引起康复专业人员的重视。但是，大众对吞咽障碍相关知识的了解非常匮乏，更谈不上配合医务人员对吞咽障碍进行正确的管理了。由于吞咽障碍是个非常复杂的症状，非专业人士难以理解，而权威专家的专业讲座、相关专业书籍又不适合普通民众。在这个背景下，康复专业人士编写了这本科普书，用简洁通俗的语言向大家传播有关吞咽障碍的相关知识。这对吞咽障碍患者及家属而言，无疑是一场"及时雨"。

本书着眼于吞咽障碍话题，重点介绍了正常的吞咽过程，吞咽障碍的表现、康复治疗，吞咽障碍并发症的预防和护理等内容，着力于解决吞咽障碍人群可能会遇到的实际问题，传授一些简单易行的评估及治疗方法，告诉大家吞咽障碍的管理并非难事。

本书语言通俗、内容丰富、文字简练、层次分明，辅以直观、有趣的插图呈现医学知识，传递了正确的吞咽障碍康复治疗、科学就医和自我健康管理信息，具有很强的实用性、趣味性和科学性。本书旨在为吞咽障碍人群提供指导，消除或减轻吞咽障碍的危险因素，真正达到吞咽障碍早发现、早诊断、早治疗的目的，从而促进患者的身体健康，提高其生活质量。

希望本书在让更多人获得科学准确的医学知识的同时，也为吞咽障碍患者"好好吃饭"保驾护航。

复旦大学附属华山医院康复医学科

2022 年 1 月 8 日

　　当形容事物普通、常见的时候，人们往往会说："那就像吃饭、喝水一样平常。"可是，吃饭喝水真的那么平常吗？的确，对大多数人来说，这是再平常不过的事。但是，看似平平无奇的吃吃喝喝，对有些人来说，难度真的不亚于"西天取经"。今天我们就跟大家好好聊聊吃饭喝水那点事儿。

　　相信大多数人都会有进食呛咳的经历。诚然，对于大部分人来说，偶尔一两次呛咳不会导致不良后果。但是，如果一个人吃饭喝水时经常发生呛咳，那就要引起高度重视了，要考虑是否存在吞咽障碍。呛咳只是吞咽障碍众多表现中的一种，除了呛咳、流口水、饭后总是清嗓子、进餐时间过长等都是吞咽障碍的表现。

　　我们每天吃饭和喝水都需要吞咽的过程，但通常不会刻意关注吞咽的动作是如何完成的，因为当吞咽功能正常时，吞咽是一个自然而然的过程。从概念上讲，吞咽是指食物从口腔经咽、食管输送到胃的运动过程，在这个过程中需要大脑精准指挥、神经和肌肉密切协调。然而，出现吞咽障碍时，我们就会发现，吞咽的每个阶段都无比复杂（这些阶段我们会在后面的章节为大家介绍）。发生吞咽困难时，连续的运动过程中就会出现中断或者不能顺利进行的情况。由于吞咽障碍的表现多种多样，有的极具隐蔽性，因此在日常生活中非常容易被人忽视。好在近年来，吞咽障碍的问题已经引起国内外专业人员的高度重视，相关诊断名称在世界卫生组织倡导的国际疾病分类（ICD）中被归类为消化疾病，代码分别是 ICD-9（787.2）和 ICD-10（R13）。市面上也涌现了一些吞咽障碍相关书籍供大家学习，但大多针对专业人士。在我们工作的过程中，接触了大量的患者及家属，他们对于吞咽障碍相关问题认识模糊、重视程度不够，需要我们做更多的工作来帮助大家提高认识，并且提供相应的帮助和指导。这也是我们最终决定执笔写作这本科普书的原因。

事实上，吞咽障碍离我们并不遥远，很多疾病会伴发吞咽障碍，如脑卒中（中风）、帕金森病、阿尔茨海默病（老年痴呆）、多发性硬化、肌萎缩侧索硬化（渐冻症），以及食管癌、口腔癌、鼻咽癌等，再加上肌肉疾病，而以上疾病患者都是吞咽障碍的高风险人群。

吞咽障碍在各个年龄阶段都可能发生，在老年人群中尤为多见。吞咽障碍不但在患有功能障碍或认知障碍的住院老人中很常见，在伴有活动障碍的独立生活的老年人中也不少见。随着年龄增长，患者的吞咽障碍情况通常会不断恶化。而且，吞咽障碍对患者的影响不只是呛咳、吃饭慢等简单问题，严重吞咽障碍会导致误吸。更为可怕的是，在某些情况下，患者会因误吸而死亡。

相信大家都认同，老年人最怕跌倒，对老年人跌倒引发的严重后果，如骨折甚至死亡都有一定的了解。从医护人员到民众，对老年人的跌倒问题都有足够的警惕，同时也采取了相应的措施，比如在卫生间里安装扶手、开发减少导致头晕或嗜睡的药物，而且不少国家发布了预防老年人跌倒的指南。但是，大家意识到发生吞咽障碍的风险了吗？如何预防吞咽障碍导致的并发症？发生吞咽障碍后，如何解决进食问题？如果发生窒息，如何急救？吞咽障碍如何治疗？通过本书的介绍，你将会一一了解。

我们希望通过自己微薄的努力，提高大家对吞咽障碍的认识，如果发现有疑似吞咽障碍的情况，及时到医院就诊，请康复医生和言语治疗师进行评估、诊断和治疗。

好了，接下来请大家准备好，我们的讲述将从一个食团的冒险旅程开始。

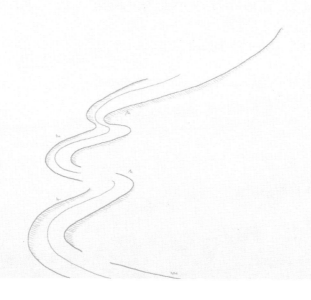

目录

CONTENTS

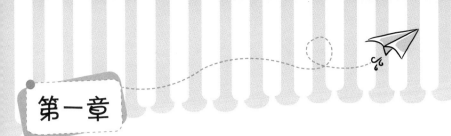

第一章

一个食团的冒险旅程

作为一个食团，我可以很负责任地讲，我从食物变身为食团，通过消化道到达胃部，这段路中的每一步，我走得都挺刺激的。在我去旅行之前，还是先跟大家介绍一下关于吞咽的事情吧。

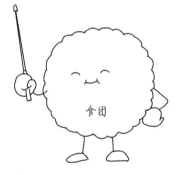

食团

吞咽是将食物、液体或药物等从口腔传送到胃的过程。我们每天吃饭、喝水都需要吞咽。据研究，我们每天会吞咽至少 900 次，而且跟呼吸一样，多数时候是无意识的动作。吞下一口食物，表面上看似平常无奇，实际上是一个神经、肌肉参与的复杂过程，需要在神经系统的精准控制下，通过几十对肌肉的自主和反射动作完美配合、高效运作才能完成。这些组织器官像一支训练有素的队伍，协调一致，不但要把食物安全送到胃部，还要保护好气道，避免误吸和窒息，又不影响呼吸，你说是不是很奇妙！

吞下食物是一个连续的过程，为了叙述方便，我们把吞咽过程分为口腔期前期、口腔准备期／口腔推送期、咽期、食管期等几个阶段，接下来就带大家一起来看一看小食团的旅行过程。

《 一、口腔期前期

中国人讲究食物要"色香味俱全"。当我们看到摆在餐桌上的美食、闻到食物香味的时候，视觉和嗅觉就开始发挥作用了。闻到的香味会刺激唾液的分泌。视觉也会有相似的作用，"望梅止渴"说的就是这种现象，在口渴的时候看到"梅"，就会流口水。嗅觉和视觉的冲击勾起我们的食欲，这时就进入进食的准备阶段了。

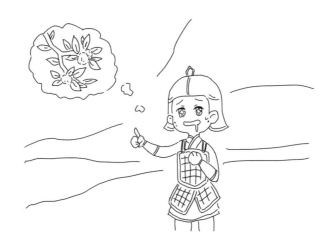

《 二、口腔准备期／口腔推送期

（一）口腔准备期

什么是口腔准备期呢？口腔准备期是食物进入口腔至完成咀嚼

的阶段。美食一入口，我们的下巴、牙齿和舌头等就开始精彩的咀嚼表演。它们分工协作，默契配合，在咀嚼的同时加入唾液，充分混合，形成有一定黏度、可吞咽的食团。

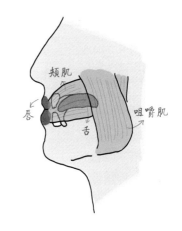

在口腔准备期，舌头的任务是负责品尝、操纵食物，以及在咀嚼过程中控制口腔中的食物。

为了让咀嚼顺利进行，还需要唇、舌根和软腭的配合。咀嚼时需要上下唇紧闭，舌根和软腭紧密接触，将食物包绕在口腔中，既防止食物从口中漏到外面，又不让食物坠入咽部，误入气管。

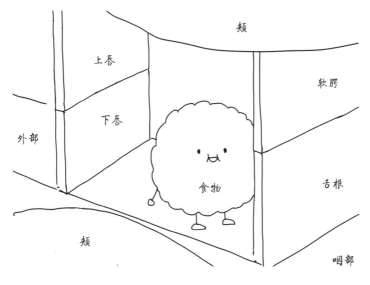

口腔准备期

如果舌根和软腭出现连接功能异常，比如说出现舌后 1/3 部位的麻痹和运动受限，则舌根部不能抬高与软腭接触形成舌腭连接，此时口腔内食物尤其是液体可提前进入咽部。如果此时喉口没有关闭，则食物可能直接进入气道导致误吸。

人们常常有这样的误解，认为咀嚼主要是牙齿的责任。事实上，"一个好汉三个帮"，在咀嚼过程中，牙齿要靠舌头和颊的帮助才能控制食物并把它们磨碎。可以负责任地讲，如果没有舌头和颊的协助，牙齿将"一事无成"。如果口腔是透明的，那么我们就能看到咀嚼是如何进行的。现在请展开你的想象，在脑海中勾画下面的场景：咀嚼除了需要唇、舌根和软腭的协助封闭口腔外，主要是在两排磨牙之间进行。舌头活动的空间我们称为固有口腔，食团

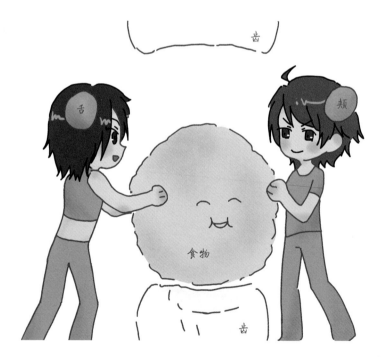

主要是在这个空间的边缘被挤压碾磨。上下排牙齿一挤压，食物会被磨碎，然后从两边挤出来。为了让食物磨得更细，牙齿会招呼颊和舌一起来帮忙。咀嚼时，你可以感受到颊和舌既对抗又协作：颊将食物推入固有口腔，舌将食物推向固有口腔外。它俩仿佛说好了似的，将食物与唾液混合，然后一起努力将食物基本固定在左右两边磨牙之间进行咀嚼，在咀嚼肌的作用下，磨齿会把食物磨成糊状。试想一下，如果没有颊和舌的悉心协作，只靠牙齿能把食物磨得这么细致吗？为了使研磨达到最大化，我们的下巴也费尽心思，除了上下运动，还进行转动。

在这个过程中，美味的食物和饮品刺激味蕾，引发食欲，促使唾液分泌。唾液最喜欢和食物亲密接触，它本身有点黏糊糊的，帮助形成食团，而且唾液中的淀粉酶、蛋白酶等酶类会立即投入紧张工作，发挥应有的作用。当食物还在口中时，这些酶就忙得不亦乐乎，开始分解食物了。如果咀嚼时间长了，你是否觉得嘴里的饭有点儿甜味？那就是唾液的功劳。

在此期间，我们的大脑也不停歇，口腔感知食物的硬度和温度传递给大脑，大脑会综合分析这些信息，下达命令，精准调控肌肉力量、进食速度和一口食物量的大小。

（二）口腔推送期

在咀嚼完成后，唇、颊和舌就完成了一个作品——食物团块，简称食团。舌头的感觉神经末梢

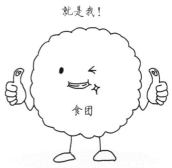

就是我！

食团

将有关食团的稠度、黏度及体积等相关信息发送至脑干。接下来，食团真正的冒险旅程就开始了。

形成食团后，接下来的任务就交给舌头，我们柔软而有力的舌头将食团向后推进到喉部，这时就进入口腔推送期。这个阶段时间很短，大约1秒，主要依靠舌头推进，为了保障安全，需要软腭配合完成。

如果在上一阶段，也就是咀嚼过程中不能形成黏性团，就会影响接下来咽期的功能。

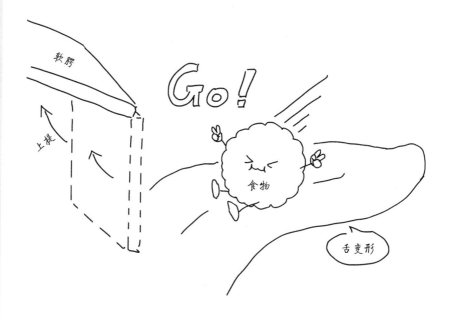

《《 三、咽期

咽期是食团从喉咙运行到食管上部的阶段。当食团头部挤入喉咙时，马上触发吞咽反射，俗话说"开弓没有回头箭"，反射一旦开始，就会启动一系列复杂的程序性活动，引导食物通过咽部安全地进入食管。不像口腔期，咽部阶段的吞咽活动在外面根本看不见。咽期虽然时间很短，大约 1 秒，但是食物在这个阶段要经过"咽喉"这个要道，因此是非常重要的。为什么这个阶段这么重要呢？因为在颈部这个位置，除了食管，还有气管，咽喉是食物和空气的必经之路，食物由口腔咽下后，经咽喉部进入食管到胃；空气则从鼻腔吸入，通过咽喉部进入气管到肺脏。从解剖上

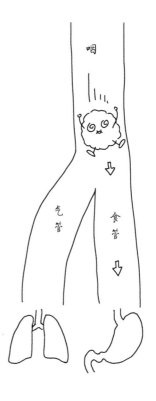

看，在颈部，食管和气管一后一前并行，食物从咽喉出发后的去向很重要，如果去了食管，那么最终可以到达胃；如果走向气管，那么最终会到达肺。此外，很重要的一点是，无法在吞咽过程中随意中止该反射，也就是说，一旦这条路走错了，不能立马让它停下来。

　　为什么这个阶段时间这么短呢？刚才说了，咽腔是食管和气道的共同通道。食物通过咽腔时，人体有自我保护机制，通过关闭气道，避免食团误入气管和肺，也就是说要暂停呼吸，因此，为了不对呼吸造成影响，此过程必须要短。当然，吞咽和呼吸过程配合得十分默契，食物通过后，正常呼吸旋即恢复。

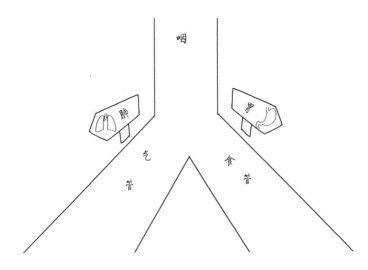

在此期间，会厌就像铁路上岔道口的扳道工一样，决定食团前进的方向。会厌是什么呢？解剖上看，会厌是由会厌软骨和黏膜组成，位于舌根后部软骨的树叶状皮片组织。

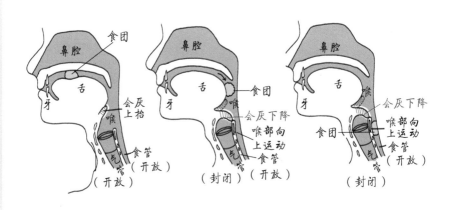

这片组织可以像树叶一样飘来飘去。简单地讲，说话或呼吸时，会厌飘向上，喉腔开放；咽东西时，会厌飘向下，盖住气管，使食物或水无法进入气管之内。在吞咽食物时，除了会厌下降盖住喉头（气管的顶部），喉头也同时产生向上的反射性运动，从而有效地封闭气管的入口。有了会厌及其他结构的协作，食物和气体各行其道，有条不紊、互不干扰。

　　提到会厌，不得不说一下会厌谷。食团一路颠簸下行，在舌的推动下来到舌根和喉之间，在这里有个隐秘的"峡谷"，像是有人挖了个小沟，这就是会厌谷，食物有时会在这里残留搁浅。

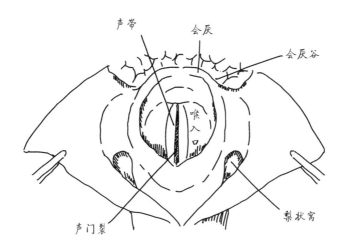

　　我们形容女孩子美好的笑容会说"梨涡浅笑"，可是你知道吗，在食物的必经通道上有个"梨状窝"，也称"梨状隐窝"，此窝非彼窝，它会被我们关注是因为有时会有较大的食物嵌顿于此处。梨状窝位于咽下部的最底端、喉入口两侧，是两个比较深的隐

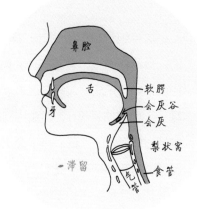

窝，食物进入食管之前，要先经过两侧的梨状窝。为什么说是"隐窝"呢？因为正常张口时是看不到梨状窝的，要用喉镜才能看到；而且该部位比较隐蔽，平时是瘪的，在发声、进食或者喝水的时候，喉入口关闭时才临时性对外开放，暴露出来。

食管连接着喉咙和胃，通常食物是单向通行，经过喉咙、食管，最终到达胃。为了防止食物从胃到喉咙的反流，食管有上、下两道门把关，分别是食管上括约肌和食管下括约肌，在这两块肌肉的把控下，通常食管是关闭的。

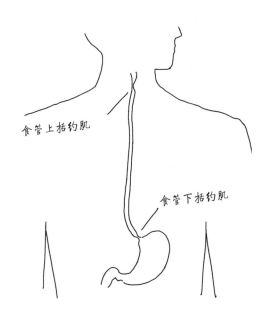

部分食管上括约肌还构成"环咽肌"。正常休息情况下，环咽肌处于收缩状态，保证食管上端紧紧关闭，当食团过来时环咽肌才开始放松、开放，食团通过后，环咽肌回到一定程度的紧张状态。

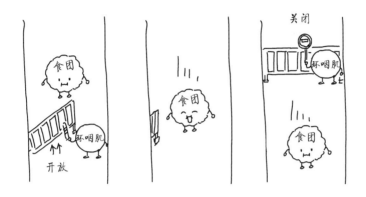

人们常说吃东西要细嚼慢咽，这是有科学依据的。其中的"细嚼"发生在前面说的口腔期，通过"细嚼"不但可以磨碎食物、充分混合，形成有利于吞咽的食团，而且碾碎的、经过初步消化的

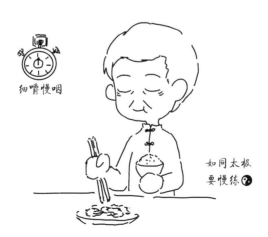

食物可以减轻胃肠的负担。"慢咽"则发生在咽期，因为吞咽反射需要依赖感觉，如果感觉减退，反应迟钝，在咽下速度很快的情况下，食物容易误入气管发生误吸和呛咳。

《 四、食管期

食团行进到食管期，会由环咽肌处送到胃。这段行程的长度约**25cm**，整个旅行过程需要 **8~20** 秒，是通过食管上 **1/3** 平滑肌和横纹肌收缩产生的蠕动波，以及食管下 **2/3** 平滑肌的收缩实现的。这个过程就像机场的步行传送带，不需要你特意费心，自动就完成了。

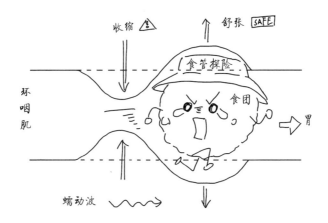

通过了食管期，小食团的旅行就算完美收官了。接下去它就会在胃里被研磨、分解和吸收，为我们提供所需的能量。当然，这是旅行过程比较顺利的情况，如果行程中的任何一个环节发生问题，那么小食团的旅途可就不那么美妙了。接下来我们来聊一聊吞咽障碍受到哪些疾病的青睐。

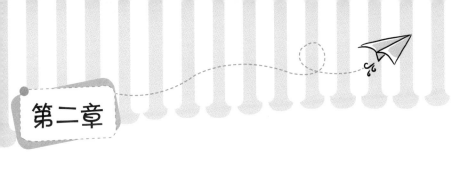

第二章

吞咽障碍受到哪些疾病的青睐

前面谈了吞咽障碍的表现，那么，哪些疾病和情况会导致吞咽障碍呢？

一听到吞咽障碍，你或许会立刻想到食管癌，"闻癌色变"，食管癌导致吞咽障碍给人的印象太深刻了。的确，食管癌是导致吞咽障碍的疾病之一，但是，很多常见和不常见的疾病都可以伴发吞咽障碍。

由于吞咽是一个复杂的过程，需要消化系统、神经系统在内的多个系统协同完成，因此，几乎任何神经损伤或疾病都会影响吞咽功能，包括但不限于脑卒中、帕金森病、肌萎缩侧索硬化、头颈癌，以及其他类型的结构损伤，如脊髓损伤、头部损伤或系统性疾病。涉及这些相关系统的病变都容易造成吞咽障碍。分门别类的话包括以下几种情况：①中枢神经系统疾病，如脑卒中、脑外伤、帕金森病、阿尔茨海默病（老年痴呆）、肌萎缩侧索硬化（渐冻症）等；②神经肌肉疾病，如贲门失弛缓症、胃食管反流病、食管憩室等；③肿瘤，如食管肿瘤、口腔癌、鼻咽癌、肺癌、淋巴癌等；④精神生理因素，如抑郁症、癔症、神经性厌食症等。

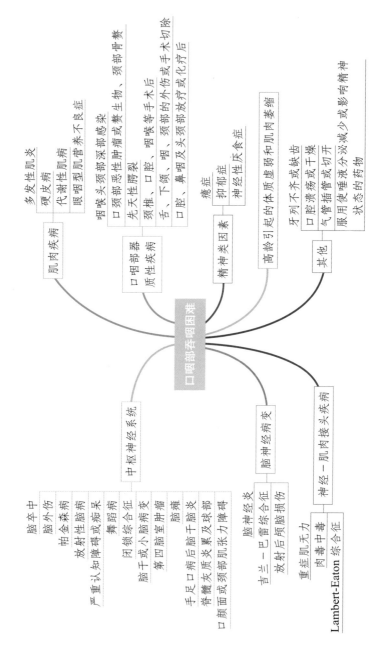

口咽期吞咽困难

肌肉疾病
多发性肌炎
硬皮病
代谢性肌病
眼咽型肌营养不良症

口咽部器质性疾病
咽喉头颈部深部感染
口颈部恶性肿瘤或寄生物、颈部胃肠瘘
先天性腭裂
颈椎、口腔、咽喉等术后
舌、下颌、咽、颈部的外伤或手术切除
口腔、鼻咽及头颈部放疗或化疗后

精神类因素
癔症
抑郁症
神经性厌食症

其他
高龄引起的体质虚弱和肌肉萎缩
牙列不齐或缺齿
口腔溃疡或干燥
气管插管使干开
服用使唾液分泌减少或影响精神状态的药物

中枢神经系统
脑卒中
脑外伤
帕金森病
放射性脑病
舞蹈病
严重认知障碍或痴呆
闭锁综合征
脑干或小脑病变
脑干肿瘤
第四脑室肿瘤
脑瘫
手足口病后脑干脑炎
脊髓灰质炎累及球部
口颜面或颈部肌张力障碍

脑神经病变
脑神经炎
吉兰-巴雷综合征
放射后质脑损伤

神经-肌肉接头疾病
重症肌无力
肉毒中毒综合征
Lambert-Eaton综合征

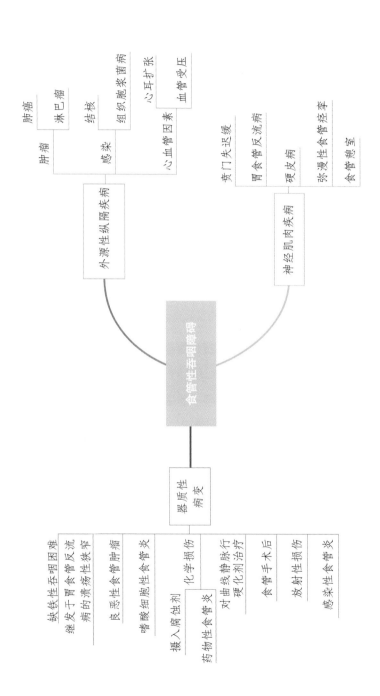

食管性吞咽障碍

外源性纵隔疾病
- 肿瘤
  - 肺癌
  - 淋巴瘤
- 感染
  - 结核
  - 组织胞浆菌病
- 心血管因素
  - 心耳扩张
  - 血管受压

神经肌肉疾病
- 贲门失迟缓
- 胃食管反流病
- 硬皮病
- 弥漫性食管痉挛
- 食管憩室

器质性病变
- 缺铁性吞咽困难
- 继发于胃食管反流病的溃疡性狭窄
- 良恶性食管肿瘤
- 嗜酸细胞性食管炎
- 摄入腐蚀剂
- 药物性食管炎
- 化学损伤
- 对曲张静脉行硬化剂治疗
- 食管手术后
- 放射性损伤
- 感染性食管炎

上面两张图可以大致展示导致吞咽障碍的不同病因。

接下来我们就聊一聊引起吞咽障碍的常见疾病。

👉 脑卒中

脑卒中是引起吞咽障碍的常见原因之一。

什么是脑卒中呢？用医学术语描述是指由于急性脑循环障碍所致的局限或全面性的脑功能缺损综合征或者急性脑血管事件。听起来是不是很绕？我们可以把大脑想象成一棵树，粗壮的枝干好比我们大脑中比较主要的血管分支，较细的枝干就是我们大脑远端的分支血管。如果枝干被折断或者毁坏，那就会出现枝干及枝叶的脱落，造成相应的功能损害。

脑卒中发生后，会出现各种看得见的功能障碍，比如运动障碍、言语障碍，也会出现不太明显的、容易被忽视的吞咽障碍。

在神经系统疾病中，脑卒中患者吞咽障碍患病率最高。据统计，我国急性脑卒中患者吞咽障碍的发生率为 **51%～73%**。一般急性期吞咽障碍发生率比较高，1 个月后部分患者吞咽障碍得到改善。这就是脑卒中发生后，在神经内科住院期间很多患者需要插胃管的原因。通过精准的吞咽造影检查评估，脑卒中患者误吸的发生率为 **22%～49%**。

👉 帕金森病

帕金森病是另一导致吞咽障碍的常见神经系统疾病。因为患者的肢体会出现震颤，所以有人称之为"抖抖病"，那到底什么是帕金森病呢？

帕金森病是一种常见于中老年的神经系统病变，多表现为静止性震颤、运动状态的迟缓、肌强直、姿势步态障碍等症状，症状典型者出现"面具脸""慌张步态"。据统计，全球 1/3 的帕金森病患者在中国。

由于帕金森病的最早表现为运动障碍，所以之前大家的注意力集中在运动障碍上。近年来发现，患者吞咽障碍的发病率也不低，故而吞咽障碍越来越引起医务人员的关注。我国 2017 年的一项研究针对 116 例帕金森患者进行吞咽造影检查，结果表明，其中 101 例存在吞咽困难，发生率高达 87.1%。国外也有类似的发现，如有研究发现，帕金森病患者的吞咽速度较慢，容易出现误吸，误吸率可达 39%。

阿尔茨海默病

阿尔茨海默病就是俗称的"老年痴呆"，发生于老年和老年前期，是一种以认知功能进行性障碍、行为损害为特征的中枢神经系统退行性变。轻者记忆障碍，中重度者出现吞咽障碍、思维判断力障碍、性格情绪的变化等。

虽然阿尔茨海默病以痴呆为主要表现，但是吞咽功能障碍的发生率也较高。2014 年，有学者在福建省 9 个地市进行了一项研究，每个地市抽取 1~2 家养老机构，共随机抽取 13 家养老机构的老年痴呆患者 400 人，发现养老机构老年痴呆患者吞咽障碍的发生率为 52.5%。越到晚期，越容易出现吞咽障碍，发生率甚至可达 80% 以上。有报道称，通过吞咽造影检查发现阿尔茨海默病患者误吸率高达 55%。

重症肌无力

重症肌无力，顾名思义是一种以肌肉乏力为主要表现的疾病，从专业角度解释是一种神经肌肉接头传递障碍的获得性自身免疫性疾病。患病后会出现骨骼肌极容易疲劳的症状，活动后加重，休息和应用相关药物（胆碱酯酶抑制剂）治疗后症状减轻。我们口面部的肌肉都属于骨骼肌，如果发生疲劳会出现面肌无力、咀嚼困难、软腭无力导致鼻腔反流等情况。另外，咽缩肌无力会导致吞咽启动延迟，食物运行不畅、残留于会厌部及梨状窝，造成反复误吸。

胃食管反流病

胃食管反流病是常见的消化系统慢性病，由胃十二指肠内容物反流入食管引起，出现反酸、胃灼热、吞咽困难等表现。发病率随着年龄增加而升高，据统计，北京、上海人群发病率为 **5.77%**。胃食管反流会影响患者的营养摄入，其发病机制与食管裂孔疝、食管下括约肌压力降低等多种因素有关。

颈部术后

颈椎、颈部和咽喉手术后可能出现因压迫食管及喉返神经损伤从而导致吞咽困难的情况。颈椎前路减压手术是治疗颈椎疾病的常用手术方式，吞咽困难是颈椎前路术后早期较为常见的并发症之一。颈椎前路术后患者的吞咽困难通常是一过性的，大部分患者术后会感到吞咽不适。术后 1 周内吞咽困难发生率为 1% ~ 79%。

齿病

据全国口腔卫生调查，龋病（俗称虫牙或蛀牙）和牙周疾病（包括牙龈炎和牙周炎）是危害我国居民口腔健康的两种最常见疾病。由于龋齿、牙周疾病会导致牙体破坏变成残根、残冠，甚至导致牙齿丧失，以及牙齿松动、脱落或拔除，故会导致咀嚼功能大大受到影响。

抑郁症

抑郁症通常以显著而持久的心境低落为主要临床特征，患者会出现假性吞咽困难，属中医梅核气，其并无食管梗阻基础，而仅为一种咽喉部阻塞感、不适感。

高龄引起的虚弱和肌肉萎缩

随着年龄增大，由于虚弱和肌肉减少，也会导致吞咽困难。近年来，由于肌肉减少引起吞咽障碍的现象越来越引起临床重视。什么是肌少症呢？肌少症是指与年龄相关的肌肉质量、力量和功能广泛性进行性降低和丧失。在老龄化进程中，肌少症虽然主要表现为骨骼肌质量和力量下降，但它是个临床综合征，涉及方方面面，会导致残疾、生活质量降低甚至死亡。与强壮的老年人相比，虚弱老年人发生吞咽困难的风险更大。据报道，独立生活的老年人吞咽困难发生率为 30% ~ 40%，在医院和养老院居住的老年人发生率更高，可高达 60%。

高龄引起的虚弱和肌肉萎缩主要表现为吞咽速度减慢，显著降低吞咽效率。随着年龄增大，口腔也会老化，进而出现一些肉眼可见的变化，如面部肌肉萎缩，也会出现难以觉察的与吞咽相关的咽部和食管部的功能减退。

行动迟缓是衰老的普遍特征之一。随着年龄的增长，咽部吞咽的另一显著变化是触发咽部吞咽阶段的延迟时间稍长。第三个变化是肌肉储备的丧失，尤其是男性。当人生病并失去肌肉力量时，特别是当其因流感或其他感染而卧床时，储备是必要的。一项针对80 岁以上男性和 21 ~ 30 岁男性的喉部和舌骨运动的研究表明，二者食管上括约肌开放后舌骨和喉的运动有显著差异，老年人舌骨移动显著减少，虽然老年人能有效地实现食管上括约肌开放，但事实上，他们已经竭尽其所能，没有表现出任何保留。换句话说，没有储备余地了。在老年人中，没有储备会使他们有失去打开食管上括约肌肌肉力量的风险，从而损害其口咽吞咽，并可能导致吞咽效率低下，随后发生误吸。第四个变化是随着年龄的增长，吞咽过程中食物通过喉的频率增加，意味着误吸的风险增大。研究表明，肌少症会影响舌头的功能，尤其是在吞咽的口腔阶段，会出现咀嚼减慢和推送食物减慢。

👉 食管癌

食管癌是原发于食管上皮的恶性肿瘤，临床上以进行性吞咽困难为典型症状。食管癌在我国呈现高发病率、高死亡率的趋势，各地年平均死亡率为 1.3/10 万 ~ 90.9/10 万。食管癌发生后，患者吃较干的东西时吞咽较为费力，有时候会有咽部或胸骨疼痛，疾病发展到后期，干的东西基本上咽不下去，大多数时间吃流食，但很多晚期食管癌患者吃流食也困难，严重时甚至喝水都困难。这与脑卒中导致的吞咽障碍有所区别，后者主要表现为饮水、吃东西呛咳和吞咽缓慢等。

这里要提一下常见的咽喉炎，大家得了咽喉炎会有这样的体会：吞咽时咽部疼痛、不适、有异物感，但这是短暂的，会自愈。千万不要把咽喉炎误以为是食管癌，徒生烦恼。

心源性因素

有些疾病导致的吞咽问题容易被忽视，例如心绞痛、充血性心力衰竭、心律失常等需要急诊住院的心脏病患者，以及心内直视术后患者。

同时，先天性上纵隔血管畸形，如右主动脉弓与左主动脉韧带、双主动脉弓、锁骨下动脉畸形，以及大量心包积液、高度左心房增大或主动脉瘤等，也可造成不同程度的食管压迫而引起吞咽困难。

真是不说不知道，居然有这么多疾病会造成吞咽障碍，给小食团的行程制造困难。接下来，我们就看看吞咽道路上究竟有哪些绊脚石。

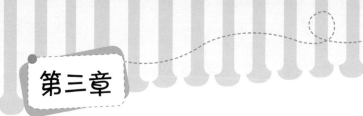

第三章

吞咽道路上的绊脚石

无论吃东西还是喝东西，都需要吞咽动作，而生活中有些人在吞咽时会发生各种各样的困难，这些困难就是吞咽道路上的绊脚石。下面先看几个例子。

一位 78 岁的阿姨，有帕金森病史 10 多年。她从最开始的行走缓慢、肢体动作缓慢，逐渐发展为说话慢、进食慢。最近她把食物含在嘴里十多分钟都没有吞咽动作，导致每天进食量严重不够，最后为了保证营养需要，只能插上了胃管。

一位 35 岁的女性，在听神经瘤术后出现不能吞咽的情况，严重到连口水都咽不下去，更不要说进食了。她经常会被自己的口水呛到，口水分泌多了还会由于无法及时清理而从嘴角溢出，严重影响她的形象和日常生活。

一位 65 岁的脑梗死患者，在发病后表现出无法吞咽食物的情况。经过医院专业的检查，发现是环咽肌痉挛，也就是食管上端的一圈肌肉异常紧张，导致食物无法正常通过。这让患者每一次的吞咽动作都非常费力，每餐的进食量很少，大概只有几十毫升，进食时间却要近 1 个小时，最后也只能通过胃管进食。

以上患者都是出现了吞咽障碍。这只是部分比较常见的例子，事实上还有很多情况都会导致吞咽障碍。严格地说，吞咽困难是一种症状，它可以由多种疾病引起。

前面介绍了吞咽是将各种类型的食物从口腔摄入，通过食管送到胃部的一个过程，就如同把需要加工的材料通过各个关卡、管道送入加工厂。这个过程主要分为口腔期、咽期、食管期，涉及下颌、双唇、舌、软腭、咽喉、食管等结构。其中任何一个环节出现问题，都会出现吞咽障碍。一旦发生吞咽障碍，每一口食物从口腔到胃的旅程都会变得惊心动魄。

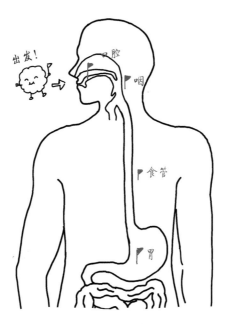

吞咽之旅

第一章中我们已经讲了正常吞咽的分期，接下来我们就根据分期对吞咽障碍的表现进行详细讲述。

《《 一、口腔期功能障碍

　　口腔期障碍涉及下颌、双唇、舌、软腭等结构。不同结构功能的异常会有不同的表现。然而，不同结构的障碍有时也会出现相同或相似的症状。

　　唇功能异常通常会有口唇不能闭合、食物从口角漏出、构音障碍和流涎等表现。颊功能异常会出现鼓腮不能、吸吮不能、食团形成障碍及口内食物残留等问题。舌功能障碍表现为食团形成障碍、食团推进障碍、仰头吞咽和提前误吸、口内食物滞留与分次吞咽、构音障碍和会厌谷滞留等。咀嚼肌功能异常表现为咀嚼困难、食团形成障碍及不能张口等。腭功能异常会出现提前误吸、鼻反流和构音障碍等。

　　上面列举的口腔期各种障碍主要是运动方面的。此外，人体的运动系统需要感觉系统提供信息才能有的放矢。感觉器官就像侦察兵，搜集我们周围世界的各种刺激，然后通过神经通信系统反射给指挥官——大脑。大脑命令运动系统对外界的各种刺激做出反应。试想一下，如果篮球在你手中，你都不能很好地感觉到它的存在，那能准确投篮吗？因此，唇、颊、舌、口腔黏膜感觉障碍，也会造成口腔期功能障碍。接下来我们看看口腔期障碍会出现哪些异常表现。

（一）流涎

　　流涎俗称流口水，是一组综合征，是唾液腺（涎腺）分泌旺盛、吞咽障碍，或者二者综合的结果，其后果是造成唾液溢出口角或吞咽、外吐频繁不适。

流涎分为生理性和病理性。我们经常看到婴幼儿会流很多口水，这是生理性的，一般幼儿 15~18 个月时自行终止，4 岁以后若未消失，则被视为病理性流涎。有时候我们睡得很香会流口水，大多属于正常现象，多与体位有关。睡眠时口角周围的肌肉处于松弛状态，口水会自动流出。但是要提醒大家，如果近期常常出现莫名其妙流口水的情况，就要引起重视了，不能排除是病理性因素造成的。

病理性流涎比较复杂，大致有以下原因：唾液分泌增多；唾液分泌正常，但是因脑性瘫痪、脑卒中、帕金森病、面瘫引起舌肌瘫痪或面肌瘫痪，导致吞咽障碍而溢出；感觉减退，尤其是口前部和舌前部感觉减退，患者意识不到唾液溢出口角，不会主动吞咽，从而导致流涎；精神因素，如癔症性流涎。

（二）构音障碍

唇、舌、软腭这些器官不但参与咀嚼和吞咽，也参与发音。如果这些器官出现功能障碍，会导致构音障碍。什么是构音障碍呢？所谓构音障碍是指由于神经系统损害导致与言语相关肌肉的麻痹或运动不协调引起的言语障碍。通俗讲，构音障碍就是说话含糊不清、吐字不清和说话不流利。

唇部肌肉无力可影响某些发音，如 b、p、m 发音不能或不清，舌头也是一样。我们说话离不开舌头，"三寸不烂之舌"的说法生动地说明了这一点。舌肌瘫痪、不灵活会导致发音障碍。舌根部无力导致 g、k、h 等发音不能或不清。此外，软腭也参与发音，如果软腭活动减弱，不能贴住咽后壁，会出现说话时鼻音加重，严重时发音难以理解。

（三）食物从口角漏出

吞咽障碍患者在进食时，有时食物会从一侧口角漏出，患者身上或桌上会散落食物，就像小朋友吃饭一样。这种情况多见于面瘫患者。面瘫会导致一侧或两侧口轮匝肌等口周围肌的瘫痪，轻者口角轻度下垂，鼓腮漏气，吹口哨受影响；重者口唇不能闭合，不能做吸吮动作，患侧口角会流口水，食

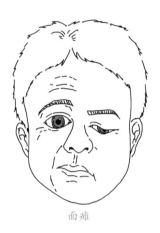

面瘫

物有时也会从一侧口角流出。如果双侧发生面瘫，由于双侧面肌力弱，不能维持闭口状态，患者平时处于张口状态并流涎。咀嚼和吞咽时双唇不能闭合，口腔期食物被挤压时，部分食物从双唇间漏出，显著影响吞咽效率。

（四）鼓腮不能

鼓腮动作需要唇、软腭、舌和颊共同配合完成，颊肌功能障碍影响鼓腮动作。正常情况下，颊肌能牵拉口角向外上

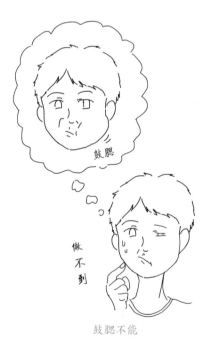

鼓腮

做不到

鼓腮不能

方。如果颊肌瘫痪，就不能牵拉口角向外上方。

（五）吸吮困难

我们都喜欢小宝宝圆润、富有弹性的脸颊，可是你知道吗？这样的脸型主要是因为颊肌发达造就的。生活中我们常听到有人说已经"把吃奶的劲儿"都用上了，以此来形容已经竭尽全力。可"吃奶的劲儿"到底有多大？有资料表明，婴儿吮吸时的力量相当于**7000Pa** 的吸尘器。成人虽没有婴儿那么发达的颊肌，但是颊肌的运动也是吸吮动作的一部分。在生活中，用吸管喝奶茶、吃螺蛳、嘬羊蝎子之类的动作都是依靠吮吸能力才能完成的。如果颊肌瘫痪，就会造成吸吮困难。

（六）咀嚼困难及食团形成障碍

咀嚼肌包括咬肌、颞肌、翼内肌和翼外肌。咀嚼肌的主要功能是上提下颌骨及使下颌骨侧方运动，与舌骨上肌群配合使下颌骨上下运动和侧方运动，利于对食物的切割和碾磨。如果咀嚼肌肌力减退，可造成咀嚼时口腔变形能力减弱，固体食物放置困难，不能对食物进行有效切割和碾磨，容易出现进食疲劳，不能形成可吞咽的食团，以至于不能启动吞咽或导致吞咽启动延迟。

除了咀嚼肌，前面说过，在咀嚼时，颊和舌对食物推挤也具有重要作用。因此，舌和颊肌功能障碍都会导致食团形成困难。如果颊肌功能障碍，就不能把食物从口腔前庭往固有口腔推挤，需要借助手指或其他器具将存留在口腔前庭等处的食物送回口腔继续咀嚼。如果舌肌无力，尤其是舌前 **2/3** 运动功能异常，会导致舌头对食物的抬举、推挤异常，口内食物无法通过咀嚼加工为食团。如果不能形成食团，就不能及时启动吞咽。

（七）食团推进障碍

舌头在食团推进过程中具有至关重要的作用。舌肌无力或明显瘫痪的话，舌体运动笨拙、速度慢、幅度小，不能随意收缩变形，吃东西就会变得无比困难，无法将食物推进到口腔后部和咽部。这时候虽然舌头可以来回活动，但却是徒劳。在这种情况下，患者往往会通过代偿姿势完成食团推进，比如仰头。仰头情况下，由于重力的作用，食物会流向口腔后部并进入咽部。

这种方式虽然解决了食物进入咽部的问题，但也存在缺点，即患者不能自主控制食物进入咽部的时间，尤其是流质食物，由于其黏度较小、流动性强，需要较强的口内控制能力。如果控制能力差，在吞咽动作启动前，也就是说没有及时启动咽期吞咽的情况下，食物就流入咽部，其后果是会造成提前误吸。

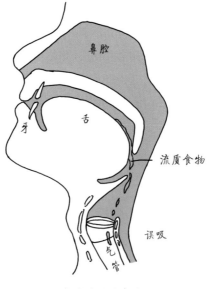

仰头吞咽的危险

（八）口内食物残留

颊肌的功能是将食物挤到口腔内，其功能障碍会导致吞咽完毕后口腔前庭常有食物残留。舌肌无力时，不能将食团全部向口腔后部推送，仅能向咽部推送一部分食物，以至于吞咽完毕后口腔内会剩余食物，称为口内食物滞留。如果一侧舌肌无力，可以在吞咽完毕后发现同侧口腔仍存留部分食物。

（九）分次吞咽

从养生的角度讲，少食多餐有助于身体健康，但是"分次吞咽"就不是那么回事儿了。因吞咽困难不能一次把食物咽下时，面对残留的食物，舌头会再次努力进行一次或多次吞咽，将口腔内的食物送入咽部，这种现象称为分次吞咽。

（十）鼻反流

正常情况下，软腭上抬并隆起，能与咽后壁紧密接合。软腭麻痹时，软腭上抬速度减慢，上抬幅度下降，隆起和变形能力变差。

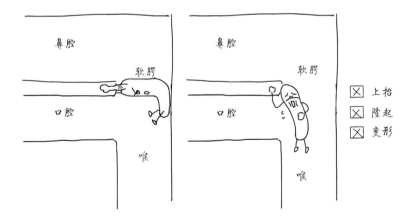

如果软腭不能与咽后壁正常接触，就不能将鼻咽和口咽分隔开。在吞咽过程中，如果发生这种情况，即食物不能顺利进入食管，而会反流到咽腔，这时候食物受到挤压时，有可能向上经过软腭和咽后壁之间进入鼻腔而发生鼻反流，表现为进食或饮水时食物从鼻孔内流出或喷出。这种情况如果经常发生，会导致咽部黏膜损伤、慢性鼻炎和中耳炎等情况。

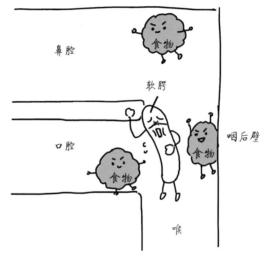

食物从鼻孔内流出或喷出

（十一）会厌谷滞留

舌根是将食团向咽部推进的主要结构。在吞咽过程中的咽期，舌根会延续前面口腔期的动作继续向后下收缩，同时与前方收缩的咽后壁接触，共同将食团向下推进，并清除会厌谷内的食物。如果舌根无力，或者推进力量减弱，无法继续将食团向下咽部推进，可导致会厌谷有食物滞留，同时导致咽期延长。

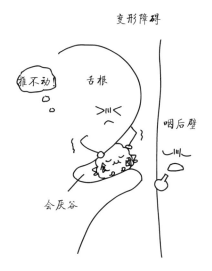

（十二）张口困难

有一首怀旧情歌叫作《爱你在心口难开》，曾经红遍大江南北，表达了当年少男少女含着羞怯的绵绵情意。然而，有些疾病找上门，那就真是不管爱不爱都"口难开"了。比如脑卒中、破伤风都可以引起咀嚼肌肌张力增高。当咀嚼肌肌张力增高的时候，就会表现为张口困难、张口幅度减小，影响食物送入口中，继而导致进食难度增加、时间延长，严重的甚至不能张口，牙关紧闭，无法进食。此外，喉外肌功能异常也会导致张不开口。

二、咽期功能障碍

咽期功能障碍表现为咽部食物滞留、重复吞咽、呛咳、误吸、发声困难等。

（一）咽部食物滞留和重复吞咽

出现咽部食物滞留和重复吞咽这两个现象主要是因为咽缩肌的功能发生了障碍。咽缩肌的主要功能是封闭咽腔，通过依次自上而下地收缩，将食团往下挤，向食管推进。咽缩肌分为上、中、下三部分，每部分都有左右两侧。相应部位咽缩肌瘫痪或者无力会导致食物推送缓慢或不能正常推送，严重者会出现相应部位的食物滞留，也就是食物不动了，称为咽部食物滞留。这种滞留可以发生在一侧，也可以发生在双侧。当咽部有食物滞留时，我们的感觉会告诉大脑食物还没下去，大脑就会发出指令：重来一遍，如果不行，再来一遍。通过2次以上的吞咽清理残留，这就是所谓的"重复吞咽"。重复吞咽降低了吞咽效率，延长了进食时间。此外，咽缩肌

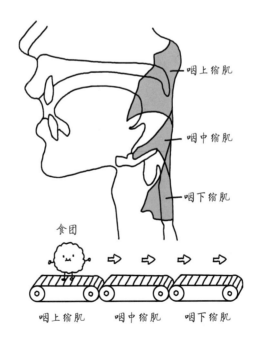

障碍也会导致误吸的发生。

咽部食物滞留，除了在咽腔，会厌谷和梨状窝也是常见部位。

（二）误吸和呛咳

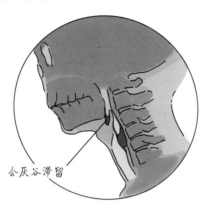

会厌谷滞留

误吸和呛咳是比较常见的症状。误吸是指水、唾液或食物侵入气道，并进入声带以下的气管。呛咳主要是因为异物进入气管所诱发的一种保护性反射，是人体保护气道通畅的重要因素。一旦食物或液体进入气管，人体就通过呛咳的方式将异物排出体外。误吸和呛咳可以发生在吞咽前，也可以发生在吞咽过程中，以及吞咽结束1分钟后。前面讲了，在呛咳时，如果软腭不能紧紧贴住咽后壁，有时候食物会溜到软腭和咽后壁的间隙，接着从鼻子喷出。

病毒感染、脑卒中等都可以导致咽后壁的麻痹，出现咽缩肌功能障碍、咽提肌功能障碍和喉功能异常，这些咽喉部肌肉无力、活动不协调，以及灵活性差，都可以引发呛咳。具体来说，以下几种情况容易造成误吸和呛咳。

1. 舌腭连接功能异常

舌后1/3部位出现麻痹和运动受限，舌根部不能抬高与软腭接触形成舌腭连接，此时口腔内食物尤其是液体可提前进入咽部。如果此时喉口没有关闭，则食物可能直接进入气道导致误吸。

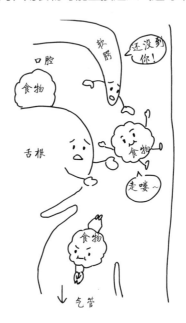

2. 咽缩肌障碍

咽部有较多食物滞留时，部分食物会进入气道引起误吸，表现为吞咽完毕后立即出现清嗓或者咳嗽。

3. 咽提肌功能障碍

咽提肌的功能是上提喉和咽。在吞咽障碍患者中常可观察到咽下动作延迟出现、运动不完整或没有出现明显运动的现象，导致不能顺利将食物下咽的结果。

咽提肌无力会导致喉上提速度减慢和上提幅度不足，无论哪种情况，都容易发生呛咳和误吸。

进食后食物到达咽部的喉口水平时，如果喉上提速度减慢，从开始上提到喉口完全闭合之间的时间延长，将导致食物进入喉口的机会变大。

此外，喉上提幅度不足，即使喉结构上提到最高点，会厌喉面和杓状软骨之间不能紧密贴合，喉入口也可能封闭不全，这种情况就可能造成咳嗽和误吸。

4. 会厌折返不全

会厌软骨是否能够完成向后折返，对喉口的封闭至关重要。如果折返很慢或者幅度不足，会导致喉口关闭不足，导致误吸。

5. 咽部感觉减退

这也是导致呛咳的原因之一。不过，正常人有时候也会发生进食呛咳，比如说躺着喝水、喝得太急，或者是喝水时突然说话、发笑等情况下。

那么问题来了，为什么吃饭的时候说话可能会呛咳呢？

因为在吞咽的时候，食团经过咽部到达食管，这时要暂时关闭气道，短暂停止呼吸；而我们只有在呼气的时候才能发出声音，一旦说话，就必须开放气道；二者是矛盾的。如果吃饭的时候说话，那么吞咽器官可能会无所适从，不知道听谁的，一旦功能发生短暂障碍或是协调不良，食物就特别容易呛到气管里面。

（三）发音障碍

咽喉部有重要的发声器官——声带，而且吞咽过程和言语的产生有共用的解剖结构（口腔、口咽腔、喉咽腔）和共同的器官（口、咽、喉、下呼吸系统）。另外，发声、构音和吞咽过程都受到复杂的神经系统控制，因此发声障碍和吞咽障碍经常共同出现。

喉内肌功能异常患者除了会出现误吸以外，还会因为声带闭合异常导致声音嘶哑和发声困难。

（四）环咽肌失弛缓症

顺利的吞咽过程是相似的，不顺利的吞咽却各有各的不顺。不顺利的时候，把食物从嘴巴送到胃的过程中可谓困难重重。吞咽的路上有时候会出现拦路虎，尤其在"一夫当关，万夫莫开"的紧要关口。就拿"环咽肌失弛缓症"来说，其多见于脑卒中患者。前面讲过，正常人吞咽时，食团来到食管上端时，环咽肌要"张开怀抱"迎接。但是，对于环咽肌失弛缓症患者来说，食团来的时候，环咽肌开放得很小，或者压根不开放，紧紧锁住食管上端，不让食物通过。由于环咽肌不开放，食团会滞留在喉咙口，难以咽下，不

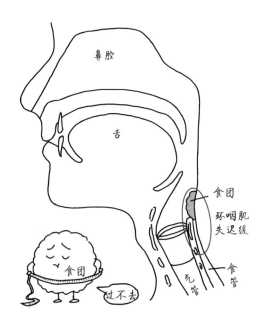

能继续进入食管，造成进食困难。患者会觉得食物梗在咽部，没有咽下。食物滞留较多的情况下，还容易发生误吸。严重的话，患者连口水都不能咽下，只能不停地往外吐。研究发现，发生这种情况和环咽肌肌张力增高与喉上提幅度不足有关。

《 三、食管期功能障碍

食管期也会发生各种障碍，比如说食管炎发病时会出现吞咽困难、胸骨后疼痛，食管癌患者会表现为进行性吞咽障碍，有进食梗阻感，这是由于食管狭窄会引起不同程度的吞咽困难。患者一开始仅在吞咽固体食物时有困难，随着病情进展逐渐出现液体吞咽困难，晚期甚至滴水不进。此外，弥漫性食管痉挛会出现严重的痉挛性疼痛，同时伴有咽下困难和返呕。进食梗阻感最常见的原因是食管狭窄，可能由恶性肿瘤引起，也可能是发育问题。其他原因，如胃食管反流等也是需要考虑的因素。食管狭窄出现吞咽障碍的严重程度与狭窄程度成正比，有时可能伴随胸骨后疼痛、烧心等症状。严重的话，由于进食受限而出现营养不良、消瘦及贫血等情况。如果发现有进食梗阻感，可进行 X 线下食管钡餐检查以明确食管的情况。

除了以上所说的口腔期、咽期和食管期的表现，吞咽障碍也表现为吞咽效率降低，即进食过程费力、时间延长、进食量减少等。很多老年人随着年龄的增大，出现肌少症，或者伴有其他疾病，比如脑卒中、帕金森病、老年痴呆等。这些疾病会导致咽部、舌部及食管部位的肌肉体积减小、机体功能退化，导致黏膜功能下降，进一步引起腺体分泌量逐渐减少，继而导致吞咽功能减退，具体表现为进食时感到很累，每餐的进食时间较长，食物摄入量不足。

从流涎、吃饭慢、食物残留、呛咳和吃饭后声音发生变化等这些吞咽障碍表现来看，好像问题不是很严重，对于需要照顾的老人来说，无非是护理上更加辛苦。但是，如果认识到貌似无关紧要的吞咽问题可能会导致脱水、营养不良等情况，造成康复进程延缓、住院时间延长、生活质量降低等不良后果，甚至还可能引发误吸、肺炎、窒息等并发症，严重者死亡风险急剧增加，你就会发现事情没那么简单。

吞咽障碍存在诸多风险，而没认识到它的风险则更为危险，换句话说，最大的风险是许多人没有意识到其存在吞咽功能障碍且可能造成严重后果。通过上面的介绍，相信大家对吞咽障碍有了初步的印象。下面再总结一下吞咽障碍的常见表现。

【 吞咽障碍的常见表现 】

食物或液体从口中漏出；吞咽后食物或液体在口中残留；食物或液体填充于颊部；当食物或液体仍在口中时，吞咽之前患者出现咳嗽；进食或饮水时咳嗽；进食或饮水后咳嗽；进食或饮水时清嗓；进食或饮水后清嗓；进食或饮水时窒息；进食或饮水后窒息；吞咽食物或液体时患者面部看起来很费力；吞咽食物或液体后患者口中黏液增多，填塞口腔；患者感觉食物或液体梗阻在喉咙；患者主诉吞咽时喉咙疼痛；吞咽食物或液体后患者嗓音"湿"或发出"咕咕"声；肺部感染发热。

一旦出现以上症状和体征，要怀疑出现吞咽障碍，及时就医。

我们已经知道了吞咽障碍存在的风险，最后再教一教大家如何进行简单的自我评估。

我们常做一个简单的测试，称为"重复唾液吞咽测试"，用于检测是否存在吞咽障碍。在介绍试验之前，先介绍一下测试涉及的解剖结构——喉结和舌骨。喉结又称甲状软骨，是位于颈部正中线向前的角状突起，男性比女性明显；舌骨位于喉结上方约一横指处，是在皮下能直接感觉到的骨性突起。说回测试，请受试者取坐姿，将食指放在其舌骨位置，中指放在喉结处，嘱其 30 秒内尽可能持续做吞咽动作，计数喉结越过中指的次数，如果小于 3 次，就属于吞咽障碍高风险人群，需要尽早到专业医疗机构进一步检查和评估。

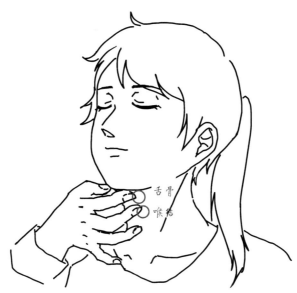

除了重复唾液吞咽测试，饮水筛查试验也是评估是否存在吞咽障碍的常用方法，但饮水筛查试验存在风险，需在专业医师指导下进行。

此外，吞咽评估量表也是常用的评估手段，进食评估问卷调查

（EAT-10）就是其中之一。EAT-10 有 10 项吞咽障碍相关问题。每项评分分为 5 个等级，0 分为无障碍，4 分为严重障碍，总分最高 40 分，单项得分在 3 分及以上视为吞咽功能异常。EAT-10 有助于识别误吸的征兆和隐性误吸及异常吞咽的体征。与饮水试验合用，可提高筛查试验的敏感性和特异性。如下是 EAT-10 吞咽筛查量表的内容。

1. 我的吞咽问题已让我体重减轻	0= 无，1，2，3，4= 严重
2. 我的吞咽问题影响到我在外就餐	0= 无，1，2，3，4= 严重
3. 喝液体时费力	0= 无，1，2，3，4= 严重
4. 吃固体食物费力	0= 无，1，2，3，4= 严重
5. 吞药片（丸）费力	0= 无，1，2，3，4= 严重
6. 吞东西时有疼痛	0= 无，1，2，3，4= 严重
7. 我的吞咽问题影响到我享用食物时的乐趣	0= 无，1，2，3，4= 严重
8. 我吞东西时有食物卡在喉咙里的感觉	0= 无，1，2，3，4= 严重
9. 我吃东西时会咳嗽	0= 无，1，2，3，4= 严重
10. 我吞咽时紧张	0= 无，1，2，3，4= 严重

怎么样，学到了吗？其实啰啰嗦嗦讲了一大堆，只是希望大家能够对吞咽障碍问题引起重视，早日发现问题，及时做出判断和处理，不要拖到后来"小洞不补，大洞吃苦"。

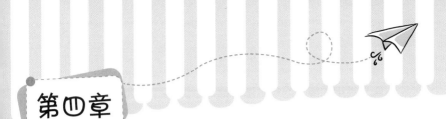

第四章

吞咽障碍治疗的那些事儿

前面我们介绍了吞咽障碍的各种表现，以及可以导致吞咽障碍的疾病。不知大家有没有这样一种感觉，看似稀松平常的"吃东西"过程，居然需要那么多神经肌肉的通力协作，其中一个环节掉链子，我们就不能好好享受咀嚼和吞咽美食的快乐了，而和家人一起安安静静、平平安安地吃一顿饭也就成了一件奢侈的事。

为了帮助大家重新开启正常生活的大门，让"好好吃饭"不再成为一种奢求，下面就来聊聊出现吞咽障碍后该如何进行治疗。

是否所有的患者都可以进行吞咽训练呢？

首先要跟大家明确的一点是，康复训练对患者是有一定要求的，首先需要患者具有一定的认知功能，能理解言语治疗师的指令并配合治疗；其次要有改善吞咽功能的愿望；再次是需要增强神经、肌肉的控制能力，包括增加肌肉力量、肌肉运动速度和幅度等。

解决了能不能的问题，那有哪些方法可以帮助我们克服吞咽障碍呢？

临床上常用的康复治疗方法包括感觉训练、运动训练、发音训练、低频电刺激、表面肌电生物反馈训练、食管扩张术等。

感觉训练、运动训练和发音训练主要针对唇闭合障碍、张口障碍、舌运动障碍、口腔感觉障碍等，是恢复吞咽功能的基础性训练，目的是改善咀嚼、舌的感觉和运动功能，要加以重视。

一、感觉训练技术

主要针对口腔期和咽期吞咽障碍患者的口腔浅深感觉、反射异常设计的一系列训练技术，旨在帮助改善口腔器官的各种感觉功能。

1. 冷刺激

对于口腔感觉较差的患者，可以用冰的不锈钢勺柄、冰棉棒进行刺激或用冰水漱口，对唇、颊、舌、软腭、咽壁等部位进行感觉刺激。

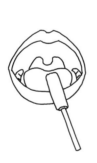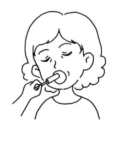

冷刺激

2. 嗅觉刺激

平常我们闻到食物的香气就会勾起食欲，说明嗅觉对进食也具有重要作用，临床上可以利用具有芳香气味的刺激物如黑胡椒、薄荷脑等刺激嗅觉，促进吞咽功能，这种方法又称为"芳香疗法"。

3. 味觉刺激

我们尝到的酸甜苦辣是通过舌头来感受的，完成这项任务的是舌头表面分布的味蕾。每个味蕾的结构就像一个小小的洋葱，里面包裹着 50 ~ 100 个味觉细胞，它们的长相各有不同，有的像蘑菇，有的像叶片。不同的味蕾分布在舌头不同的地方，所负责的味道也不同。其中，舌尖对甜味敏感，舌根部主要感受苦味，舌的两侧对酸味刺激敏感，舌体对咸味与痛觉敏感。将不同味道的食物放置于舌部相应敏感区域，可以增强感觉刺激，促进吞咽功能改善。对于口腔温度觉和味觉都较差的患者，吞咽前在腭舌弓部位给予冰柠檬、醋等酸味刺激，可以减少口腔过多的唾液分泌，提高对食物的感知，改善吞咽。

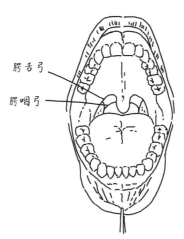

4. 振动刺激

振动也可以刺激感觉神经，促进吞咽功能改善。用振动棒刷擦口腔内颊部、舌部或面部，调节适当的振动频率和强度，可以提高口腔颜面部的运动协调能力。

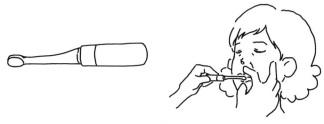

振动刺激

5. 气脉冲刺激

气脉冲能提高口咽腔黏膜敏感性。当口咽腔黏膜受到气流冲击刺激时会诱发吞咽反射，加快吞咽启动。

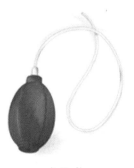

气脉冲

6. 浅感觉刺激

对于唇运动功能障碍患者，可以通过用手指快速摩擦唇的边缘、用毛刷轻轻刷上下唇、用指尖或冰块轻轻叩击瘫痪侧唇等方式促进唇功能的恢复。

对于颊运动功能障碍患者，可以通过用牙刷或手指刺激口内的颊部、用毛刷轻轻刷颊部、用指尖或冰块轻轻叩击瘫痪侧颊部等方式促进颊部功能的恢复。

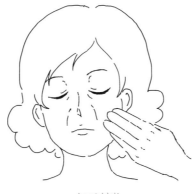

轻叩刺激

临床实践表明，上述训练安全性较高，配合度高、依从性好的患者可以在家中训练。

《《二、运动训练技术

此类训练主要针对口腔器官进行，包括徒手或借助简单小工具做唇、舌的练习，借以加强唇、舌、上下颌的运动控制、稳定性及协调力量，提高进食、咀嚼和吞咽功能。

1. 增强唇控制能力的训练

唇运动功能障碍患者由于控制能力差，往往容易流口水，很难把食团包裹在口内，咀嚼的时候食物会从口角漏出。训练方法包括：

（1）对着镜子练习噘嘴、龇牙和微笑等动作，可以提升唇的运动能力。

（2）吹气、吹口哨、吹泡泡等动作简单易行，可以训练唇的缩拢动作。

（3）闭合双唇的情况下，哼歌或者做上下牙齿一张一合动作，可训练口唇的闭合能力。

（4）如果唇有一定的力量，可以进行抗阻训练，反复用嘴唇夹住一硬纸片并快速抽出。也可以让患者双唇夹住吸管或压舌板，照护者或治疗师用手将吸管或压舌板向外牵拉，嘱患者紧闭双唇，尽量阻止吸管或压舌板被拉出，提高唇的力量。或者，在紧闭双唇的情况下，照护者用手将患者的唇轻轻拨开，患者则抵抗照护者的动作。

2. 增强颊部控制力的训练

（1）练习微笑或颊部紧贴牙弓动作。患者微笑的同时，照护者在患者身后用手轻拉患侧的口角向外上方，协助瘫痪侧颊肌完成口角向外上运动，同时将健侧口角向内下方挤压。

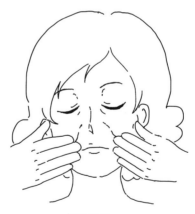

颊肌训练

（2）对着镜子练习吸吮动作。我们知道，婴儿的颊部特别发达，主要是吃奶动作（吸吮动作）反复训练颊部肌肉。吸吮动作能提高舌与腭的接触，帮助患者控制唾液。

3. 增强舌控制力的训练

（1）舌部分瘫痪的患者可做舌的前伸、后缩、侧方运动和舌背抬高运动。舌完全瘫痪患者可以由治疗师用纱布或吸舌器固定舌进行各方向运动。

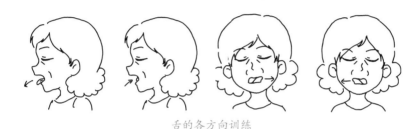

舌的各方向训练

（2）为了增强舌肌力量，可借助舌肌康复训练器（吸舌器、勺柄或压舌板）被动牵拉或在舌活动时施加助力和阻力，提高舌肌力量。吸舌器不仅可用于牵拉舌，也可在唇、舌、面颊部等肌肉运动感觉训练中使用。此外，临床上还可以使用舌压抗阻反馈训练设备，通过反馈加强训练效果。

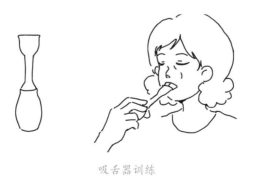

吸舌器训练

（3）Masako 训练法：吞咽训练时需要用牙齿轻轻咬住舌头，这种训练方法可以增强舌根力量，延长舌根与咽后壁的接触时间，需要在专业治疗师指导下进行。

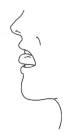

Masako 训练法

舌对于口内食团的控制、咀嚼、推送都有重要作用，因此舌的训练非常重要。做舌的前伸、后缩、侧方运动和舌背抬高运动安全性较高，配合度高的患者可以自行训练。对于完全瘫痪和需要抗阻训练的患者，需要在治疗师指导下进行训练。这里需要注意的是，吸舌器使用不当会损伤舌头，也必须在治疗师指导下使用。

"巧舌如簧"形象地说明舌头是一个灵活的组织。因此，除了训练舌头的肌肉力量，还要训练舌头的灵活度，尤其是各个方向的训练，可以增大舌的运动范围。

4. 软腭和声带训练

声带就像一扇门，在吞咽时，声带只有紧紧关闭才能预防食物进入气管。如何判断声带关闭出问题了呢？声带闭合能力差的时候，患者往往有声音嘶哑、低弱、不能发声等发声困难表现。部分患者虽然音质没有明显改变，但是声带闭合不紧密，吞咽时食物会通过声带缝隙进入气管，从而发生误吸。因此，增强声带闭合能力非常重要。

（1）咳嗽训练：咳嗽训练很重要，老年人咳嗽反射减弱，咳嗽能力降低，往往不能把误吸到气道的东西排出来，虚弱的老人甚至不能把痰液排出。通过练习咳嗽可以提升声带的功能。不过，要注意咳嗽训练时不要单单关注喉咙，要让腹肌动起来，参与咳

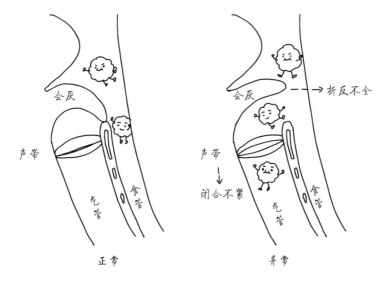

会厌

声带

气管 食管

正常

会厌 → 折反不全

声带
↓
闭合不紧

气管 食管

异常

声带闭合不紧密

嗽动作,这样训练才有效果。如何判断腹肌是否参与呢?用手放在腹部,观察咳嗽时腹肌有无收缩紧张,如果有就说明参与训练了。

(2)清嗓动作训练:鼻子吸气,紧闭双唇,屏气5秒左右,做清嗓动作。

(3)其他专业的训练方法:如 LS-VT 声音治疗法等,需要言语治疗师指导进行治疗。

5. 咽(缩)肌训练

咽缩肌无力时,食物会在一侧或两侧咽部滞留,阻碍吞咽。那么,咽缩肌如何训练呢?

(1)反复吞咽或重复吞咽:你可以把这样的训练想象成"无实物表演"。其实就是在口腔内没有食物的情况下,反复不停地做吞咽动作。如果患者有一定的吞咽功能，在言语治疗师的指导下，可以吞咽 1 ~ 2 毫升水进行吞咽训练。

（2）用力吞咽：需要患者用所有的肌肉来帮助吞咽，将食团挤到食管里。该项训练可增强舌根向后运动的力量，起到保护气道的作用。

（3）改良的 Valsalva 动作：可以改善咽肌功能，这种训练需要在言语治疗师的指导下进行。

6. 喉上提肌群训练

由于喉结构充分快速上提可以改善喉口的闭合能力，扩大咽部空间，增加牵张力，使得食管上括约肌（环咽肌）更容易开放。因此，不仅要训练喉上提肌群（舌骨上肌群和咽提肌）的肌力，而且要保证上提的速度和幅度。

（1）肌力训练：患者低头用力吞咽的同时，对抗言语治疗师在下颌骨下缘施加的向上的力量。

（2）门德尔松吞咽法：可以增强包括舌骨上肌群和咽提肌在内的喉上提肌群肌力，延长吞咽时间，保护气道。

以上两种方法不是所有患者都适合训练，需要在言语治疗师指导下进行。

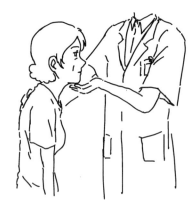

喉上提肌群抗阻训练

7. 其他训练方法

Shaker 练习可以增加食管上括约肌打开幅度；声门上吞咽和超声门上吞咽有助

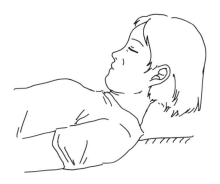

于关闭声门，保护气道。

Shaker 练习

三、发音训练

为什么进行发音训练呢？这是因为我们发音所要用到的器官也承担着吞咽的任务。因此，训练发音和呼吸对吞咽障碍的改善也可起到帮助作用。此外，声音本身可对吞咽器官产生刺激，增强感知能力。但是，发什么音是很有讲究的，发音不同，各个器官的参与程度不同。因此，不同的器官障碍，要针对性地进行发声训练。

1. 唇的训练

通过发辅音（p，b，f）和元音（u，i）增加唇运动，尤其是唇的张开和闭合。

2. 舌的训练

发 t、d 音训练舌尖与牙槽嵴的接触；发 ch 音训练舌接触软腭中部；发 k、g 音训练舌后部与软腭的接触。

3. 软腭和舌根的训练

发 a、g、k、h 等音，训练软腭和舌根的力量，尤其是 a 等音最适合训练软腭功能。练习爆发音：爆发音发声能改善软腭和声带功能。具体方法如下：固定胸廓（双手支撑椅背或桌面上做推压动作），吸气后屏气，之后突然打开声门，呼气并且发声。该方法能训练声门的闭锁功能，强化软腭的肌力，去除残留在咽部的食物。这项训练需要在言语治疗师指导下进行。

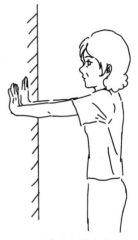

练习发爆发音

4. 声带训练

延长发音时间、提高音量、用不同音调发音可以训练声带闭合能力。

5. 咽缩肌训练

（1）假声训练：当咽缩肌无力时，食物会在一侧或两侧咽部滞留，妨碍吞咽。

（2）发"霍克"音，最后的"克"加重发音。

6. 喉上提肌群训练

患者低头发 g、k、ch 等辅音，或 o-a、i-o 等音，同时对抗治疗师在下颌骨下缘施加的向上的力量，此训练可帮助食物更容易进入食管。

四、低频电刺激

应用频率 1000Hz 以下的电流治疗疾病的方法，称为低频电疗法。低频脉冲电流刺激神经或肌肉使其收缩，可以辅助恢复其运动功能。常用的有神经肌肉电刺激、经皮神经电刺激、电针灸等。神经肌肉电刺激通过刺激运动神经及直接激活去神经支配的肌肉纤维，强化喉上提肌群、咽肌等肌肉，起到延缓肌肉萎缩、改善局部血流、帮助恢复吞咽运动控制的作用。通过经皮神经电刺激，刺激感觉神经，可以提高吞咽障碍患者的吞咽安全性。

五、表面肌电生物反馈训练

在运动时肌肉会发出自身感觉不到的非常微弱的低频电流，称为"生物电流"，该电流可被电子仪器采集到，称为"肌电信号"。通过记录口咽喉部表面肌肉的肌电信号，以视、听觉信号等可以感受的方式显示并反馈给患者，根据反馈信号及治疗师的语言提示，可让患者学会控制这些肌肉的活动，训练患者提高吞咽肌群的力量和协调性。

六、食管扩张术

主要适用于环咽肌或贲门失弛缓症、食管良性狭窄、消化性狭窄等引起的吞咽障碍的治疗，方法包括改良的导管球囊扩张术、内镜下扩张术、胃咽橡胶梭子扩张术和支架置放术等。

【 张口困难的处理 】

对于大脑损伤后或者认知障碍及痴呆的患者，不张口或张口困难是令人烦恼的事。张口困难大多由咀嚼肌痉挛引起，治疗方法包括 K 氏点刺激、按摩咬肌、牵张和肉毒毒素注射等。

1. K 氏点刺激

患者因为咀嚼肌痉挛，牙关紧闭，进食困难。为了促进张口和诱发吞咽反射，言语治疗师通常会选择使用专用的小勺、普通棉棒或手指等方法刺激 K 氏点（靠近第二磨牙牙龈）。通过刺激，可以使得紧张的咀嚼肌松弛，从而促使患者张口。

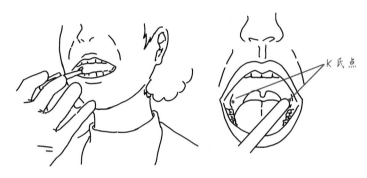

K 氏点刺激

2. 按摩

轻柔按摩咬肌可降低肌张力。

3. 牵张训练

可以将咬合治疗器或软硬适合的器具（例如纱布包裹着压舌板）插入患者的上下牙之间，一开始可以选择薄的器具，循序渐进，逐渐加大器具的厚度。训练时要注意不能选择过于坚硬的物体，避免损伤牙齿，也不能伸入口腔过多。

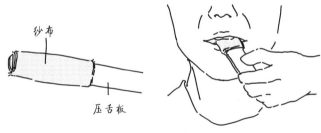

牵张训练

4. 肉毒毒素注射

对咬肌进行肉毒毒素注射，可以使得肌肉松弛。

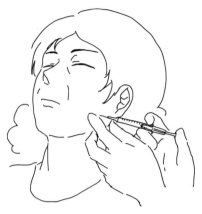

肉毒毒素注射

以上介绍了多种常用且有效的康复治疗方法，那么，吞咽障碍患者需要所有训练都做吗？当然不是，不同的方法针对不同吞咽器官的功能障碍，只有选对方法，持之以恒，重复练习，才能有所获益。一般来说，我们会选择一种或几种针对性方法，既改善吞咽器官的功能，又不至于让患者过于疲劳。训练方法也不是一成不变的，会根据患者的进步情况，调整治疗方案，循序渐进，促进吞咽功能的康复。最后，再次提醒，以上提及的康复训练方法建议在专业康复治疗师的指导下完成，特别是康复早期，专业人士的指导尤为重要。待病情稳定，条件允许的情况下，掌握了规范的训练方法，居家康复也是可行的。关于吞咽障碍的康复训练就介绍到这里，希望能够帮助大家消除对训练和治疗的恐惧及疑惑，早日翻越吞咽障碍的"大山"，坐在餐桌前跟家人共享美食。

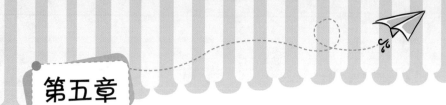

第五章

聊聊摄食吞咽训练

　　好好吃饭这件事听上去很简单，看上去也不难，可是对于有吞咽障碍的人群来说就不是太友好了，横亘在他们面前的有好多问题，需要通过专业的训练和治疗去克服障碍。

　　前面已经介绍了吞咽障碍的各种康复训练方法，《吞咽障碍膳食营养管理中国专家共识（2019版）》指出，对于吞咽障碍程度较轻，经安全有效性测试或仪器检测评估，无明显误吸，无大量残留的患者，经口饮食是首选的营养摄入途径，可以选择易咀嚼、易吞咽或经质构改变的食物。也就是说，吞咽障碍不太严重的患者，经过康复医师和治疗师评估后，推荐经口进食。因此，康复训练尤为重要。

　　下面介绍一下摄食吞咽训练。所谓摄食吞咽训练，就是在患者能经口进食的情况下，可通过改善食物性状、调节进食姿势、调整进食速度及一口量等代偿措施达到临时安全、顺利进食的目的。通俗地讲，就是通过吃东西来直接训练吞咽功能，达到安全吞咽的目的。

当然，不是所有患者都能进行这项训练，只有神志清楚、全身状态稳定、注意力集中、有判断力和自我监督能力、配合治疗，以及一旦发生呛咳能通过咳嗽咳出异物的患者才可以进行训练。简单来说，首先要头脑清晰。如果连我是谁、我在哪儿都不能搞明白的话，是不能进行下一步的。其次，状态要稳，包括生理上疾病的稳定和心理上积极配合的意愿。最后，也是最重要的一点，一定要有自救能力，要能够判断自己的状态，并且咳嗽反射良好。

接下来就看看应该怎么做。生活要有仪式感，吃饭也不例外，坐下来就吃肯定是不行的，这显然太过随意。当然也不要求大家沐浴更衣、焚香叩首，但是该做的准备工作一样都不能少，包括进食环境、食物的选择与调配、餐具的选择、进食量大小、进食姿势的调整等多方面准备。

👉 进食环境

进食环境要安静舒适，便于人注意力集中，保持良好的情绪，才能够积极配合。如果有舒缓的轻音乐那就更好了。

👉 食物的选择

要以营养均衡为原则，根据个体情况适当增加某些营养素。吞咽障碍发生后，患者不能安全吞咽食物。因此，要对患者的饮食进行适当改进，通过改变食物的质地，使其适合吞咽障碍患者的吞咽能力，达到有效吞咽、安全吞咽的目的。吞咽障碍患者经口进食困难怎么办呢？改进食物是可行方法之一，国内外专家都推荐这种做法。《吞咽障碍膳食营养管理中国专家共识（2019版）》指出，通过改进食物、降低经口进食难度，提高吞咽障碍患者经口进食的安全性和有效性，是促进机体恢复的重要手段之一。

食物的性状包括固体、软食、半流质、流质等。如果把吞咽训练想象成打怪升级，那么就应该先从小怪兽开始打，也就是挑选最不容易造成误吸的食物性状进行训练。对吞咽障碍患者来说，白开水和清汤等稀液体最不好控制，最容易误吸，所以要把它们作为终极挑战目标。糊状食物通过咽部和食管时容易变形，不容易误吸，通常意义上是最安全的食物，所以最初可以从糊状食物入手。

通常食物改进的方法包括将坚硬的食物变为软稀的增稠物。比如将土豆、苹果等固体食物改为泥状或糊状食物，降低固体食品的咀嚼难度，使吞咽障碍患者可以经过少量咀嚼或无须咀嚼即可吞咽食物；或者将增稠剂加入水、饮料、果汁、牛奶等稀液体中，增加液体稠度，减缓液体的流动速度，使得吞咽障碍患者有足够的时间协调吞咽肌群的收缩和舒张，及时封闭呼吸通道和打开食物通道，以免发生误吸。

具体来说，容易吞咽的食物要符合密度均匀、黏性适当、不易松散、顺滑、有一定硬度和兼顾食物的色香味及温度等要求。《吞咽障碍膳食营养管理中国专家共识（2019版）》指出，吞咽障碍患者不推荐使用未经增稠食物调节剂加工处理的米糊、芝麻糊等糊状食物，这些食物容易残留于口咽部造成隐性误吸或者误吸进而加大发生吸入性肺炎的风险。

为了达到吞咽训练的目的，保证安全进食，我们训练的路线按照如下顺序进行：糊状→软饭→普通食物→液体。

其次，对于食物种类的选择也是有讲究的。有些食物对于吞咽障碍患者来说要尽可能避免。如柑橘、葡萄、西瓜等富含水分的水果容易造成误吸，应尽量避免食用；蒜苗、金针菇、茭白、韭菜、芹菜、菠萝、豆类、莴笋等富含纤维的食物也不适合吞咽障碍患者。此外，固体和液体混合食物、容易液固分离的食物，如蔬菜汤、含有大块食物的汤、果冻及花生酱、软糖、干土豆泥等黏性大的食物也不适合吞咽障碍患者。下面两张表格选自《吞咽障碍膳食营养管理中国专家共识（2019版）》，为大家列举了液体食物和固体食物的分级标准以供参考。

表 1　液体食物分级标准

食品特点	1级（低稠型）	2级（中稠型）	3级（高稠型）
性状描述	入口便在口腔内扩散，下咽时不需要太大的力量	在口腔内慢慢扩散，容易在舌上聚集	明显感觉到黏稠，送入咽部需要一定力量
适用人群	轻度吞咽障碍患者	开始治疗性经口进食的患者	重度吞咽障碍患者
质地描述	倾斜勺子容易从勺子中以线条状流出。用"吸"表达最为合适	使用汤匙舀起并倾斜，可从勺子中以点滴状流出。用"喝"表达最为合适	使用汤匙舀起后倾斜勺子呈团块状，不会马上流下。用"吃"表达最为合适
黏度（mPa·s）	50~150	150~300	300~500
LST 值*（mm）	36~43	32~36	30~32

注：* 圈线板扩散试验（line spread test, LST）

表2　固体食物分级标准

食品特点	4级（细泥型）	5级（细馅型）	6级（软食型）
形态	均质、光滑，易聚集，可用汤匙舀起	有一定形状，但容易压碎	质软、不易分散、不易粘连
特点	经口腔简单操作可以形成食团，易吞咽，不易在口咽部残留、误吸	有一定的内聚性，容易形成食团，不会在口腔内大量离水，在咽腔内不易散开	具有用筷子或汤匙就能切断的软硬度
所需咀嚼能力	不需要撕咬或咀嚼即可咽下	在舌和上下腭之间可以压碎	无须牙齿或义齿也能吞咽，但需具备上下牙床间的挤压和碾压能力
食物举例	添加食品功能调整剂、经过搅拌机搅拌后的各种均质糊状食物	加入食品功能调整剂搅拌后制成的食品，如三分粥、五分粥和各种软食	以软食和流食的食品为主，如全粥、软饭及搅拌制成的硬度较高的食品
适合的对象	不需要咀嚼能力，但需具有运送食物能力，可经口进食者	通过舌与上下腭能压碎食物，可通过舌运送食物者	存在误吸风险的吞咽功能及咀嚼功能下降者
汤匙倾斜测试	将汤匙侧倾，整勺食物会滑出	在汤匙上可保持形状，当向下或侧倾汤匙或轻微摇晃汤匙时，整勺食物会全部滑下，在餐盘上可成团状或缓慢塌陷	使用汤匙边缘可切断或分成小块食物，用汤匙头部下压一小块食物时可将食物压扁，如将汤匙移开，食物不会恢复原状

餐具的选择

选择小而表浅的汤勺，一方面可以限制一口量，不容易导致误吸，另一方面容易将食物送入口腔内，对于张口困难的患者尤为适合。握力差者要选择柄比较粗和比较长的汤勺。边缘钝的汤勺不容易损伤口腔黏膜。此外，勺子的材质要选择不易黏食物的。伴有运动障碍的患者舀碗里的食物比较困难，选择广口平底或边缘倾斜的碗和盘子方便操作。此外，底部可放置防滑垫，以防止不慎碰到翻倒。杯子方面，卒中患者仰头吞咽容易误吸液体，使用普通杯子喝水需要仰头，加大了误吸机会。切口杯的杯口不会碰到患者鼻子，不用仰头就可以饮水，避免了误吸的发生。进食液体时，部分家属会让患者用吸管，觉得这样可以减轻护理负担、方便进食，殊不知用汤勺喂食液体更安全。汤勺可以控制每一口液体的量，而吸管很难控制吸取量，并且液体通过吸管进入口腔的速度增快，会增加误吸的风险；而且普通吸管短且细，容易发生呛咳，因此不建议用吸管吸取液体。当然，患者如果神志清楚、能交流、能配合医生的指令、口腔功能良好，可以用吸管吸取液体，但要有控制一口量的概念，避免因吸入过多而导致误吸。

如果患者吸吮和口腔功能良好，可以选择定量饮水的器具，用吸管吸取液体，规范患者每次饮水量。

进食的要求

康复训练的目的之一是恢复患者的日常生活活动能力，如果患者能动手进食，就不需要他人喂饭。食物的外观和味道要好，每一口食物要让患者看到、闻到，勾起食欲。

一口量

照护者喂养时，要选择最适于吞咽的每次摄食入口量，不能太多或者太少；一口量太多的话，一则食物会从口里漏出，二则食物会残留于咽部导致误吸；一口量太少的话，难以诱发吞咽反射。一般正常人稀液体一口量为 5 ~ 20 毫升，果酱 5 ~ 7 毫升，泥状食物 3 ~ 5 毫升，患者可以从少量开始，确定安全的一口量以后才能进行喂食。

进食速度

喂食要缓慢，每口之间间隔至少 30 秒，确保患者口腔内食物完全下咽后，再喂下一口。

食物放置的位置

食物放在口腔最能感觉到的位置，最好放置在健侧舌后或健侧颊部。用汤匙喂食时，在汤匙入口后，用汤匙向下或向后压一下舌头，促使吞咽反射更早启动，然后倾倒食物，迅速将汤匙从口腔取出，进行咀嚼吞咽。

进食体位与姿势

体位的选择要考虑吞咽的安全和效率两方面，采用何种体位要根据言语治疗师和临床医师的指导。

1. 躯干姿势

（1）半坐位：卧床患者，躯干至少要从 30°仰卧位开始，建议逐步调整到大于 45°，头部前屈，患者肩部垫枕。

（2）坐位：双脚平稳触地，双膝弯曲 90°，躯干挺直，双上肢自然放于桌面。

2. 头部姿势

（1）仰头吞咽：口、舌功能缺损患者推送食物能力差，仰头后可借助重力推送食物，增加食管内压力，缩短食管段的舒张时间。但对于气道保护能力差的患者，这种姿势容易导致误吸。

（2）低头吞咽：当低头、下巴尽量贴近前胸时，口咽解剖结构变窄，能减少误吸的发生，适用于吞咽延迟、吞咽时气道保护功能欠缺的患者。

（3）转头吞咽：可以使一侧吞咽通道关闭，适用于单侧吞咽功能减弱的患者。

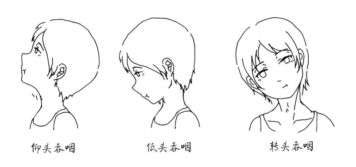

仰头吞咽　　　　　低头吞咽　　　　　转头吞咽

【摄食吞咽训练注意事项】

1. 意识不清、疲惫或不合作患者切勿喂食。

2. 痰多患者进食前应清除痰液后再进食。

3. 耐力差的患者宜少食多餐。

4. 一旦出现呛咳，应该停止进食。

5. 进食或饮水后保持坐位或半坐位 30 分钟以上，防止误吸及反流。

6. 要根据吞咽障碍的严重程度选择合适性状的食物。

7. 患者嘴里有食物时，不要与患者交谈使其分心。

8. 家属及陪护人员需掌握一定的误吸急救知识，如海姆立克急救法等，在患者进食过程中出现呛咳、呕吐、误吸、窒息等意外时进行急救（详见第十章）。

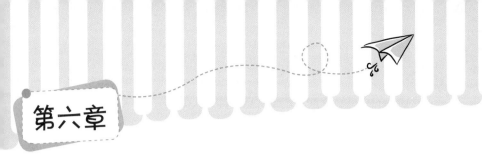

第六章

营养——绕不开的话题

在所有因为无法进食而造成的一系列问题中，营养问题是无法回避的，所以下面就来讲一讲营养。

《吞咽障碍膳食营养管理中国专家共识（2019 版）》提出，吞咽障碍患者一经确诊应立即进行营养风险筛查，及时发现存在营养风险的患者，以便进一步进行营养状况评估，而营养风险筛查及营养评估在吞咽障碍患者治疗中应多次进行。诊断为营养不良后，可由营养师详尽评估患者的营养状态，制定个体化治疗计划。

就像植物生长需要阳光、土壤和水，我们要想生存下去需要多种营养素。这其实有点像造房子，造出来的是茅草屋还是人工智能豪宅，是小平房还是高楼大厦，取决于搭建房子的材料到底有多少、质量又如何。

在基本材料中，糖是主要的能量来源，就像石油储备一样，部分能量以糖原的形式储备在肝脏，以备不时之需。蛋白质是生命的物质基础，组成蛋白质的氨基酸有 20 多种，其中有 9 种是人体不能直接合成的，必须要从食物中获取，这就是所谓的必需氨基酸。

食物中的必需氨基酸含量越高且越接近人体成分，人体的吸收利用率就越高，此类食物我们称为优质蛋白质。脂类也是提供人体能量的重要元素之一，分为脂肪和类脂两大类。平时我们通过食物所获得的能量，除了供给日常的消耗之外，多余的能量会转化为糖原和脂类储存起来，这可是宝贵的能量财富，关键时候会发挥作用。此外，种类丰富的维生素和矿物质的作用也是非常重要的。

如果食物中某些营养元素不足，就会对我们的健康造成不良影响。那么，什么是营养不良呢？从概念上讲，所谓营养不良是指因能量、蛋白质及其他营养元素缺乏或者过度导致身体成分变化和功能减退乃至临床结局发生不良的影响。简单打个比方，如果我们住的房子墙裂了、地板坏了，或者缺少空调、电视，那必然会出现一系列居住问题。

虽然《中国居民膳食指南科学研究报告（2021）》指出居民的总体营养不良已经得到改善，但是，住院患者营养不良或医源性营养不良仍是目前临床营养面临的主要问题。吞咽障碍是营养不良的重要原因之一，据报道，独立生活的老年吞咽障碍患者营养不良或有营养风险者占 17%～20%。住院老年吞咽障碍患者营养不良的发生率为 37%～67%。那么，哪些因素会引起营养不良呢？

一般来说，摄入食物不足是最常见原因，其次是胃肠道消化吸收能力差，再次是身体消耗量及需要量的增加。很多时候这三个因素会相互作用，也可能同时出现。

举个简单的例子，脑卒中后的营养不良就涉及这三个方面。有报道显示，约一半脑卒中患者入院时有吞咽障碍。此外，卒中也会导致胃肠道功能紊乱。同时，在脑卒中急性期，患者机体本身就处

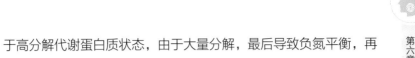

于高分解代谢蛋白质状态，由于大量分解，最后导致负氮平衡，再加上营养障碍又使得细胞功能发生紊乱，最终出现营养不良。那么，营养不良会有什么症状呢？日常生活中我们可以从以下几个方面判断：

- 乏力、精神不振
- 体重减轻、消瘦、脂肪含量减少
- 皮肤弹性减弱、皮肤松弛起皱、水肿、毛发干黄
- 免疫力下降，容易合并各类感染
- 食欲减退，容易发生反复的腹泻呕吐，伴随脂肪不耐受

营养不良会造成很多问题，常见的有以下几种：

- 延缓基础疾病的康复，使某些治疗无法继续
- 加重基础疾病，形成不可逆转的恶性循环
- 手术后的并发症发生率和病死率增加
- 更容易合并感染及多器官功能障碍
- 住院时间延长、医疗费用增加

说回吞咽障碍，吞咽障碍和营养不良是什么关系呢？吞咽障碍明显影响患者的营养状况。营养不良是吞咽障碍患者的常见表现，而患者长时间处于吞咽困难状态，会引发营养摄入不足，出现消瘦、精神差、皮肤干燥等营养不良的症状；营养不良又可通过神经肌肉功能障碍加重吞咽障碍，二者互为因果；营养不良还会降低机

体的免疫功能，弱化对疾病的抵抗能力，提高各种感染的发生率和病死率，最终进入恶性循环，影响疾病的康复。并且，吞咽困难的严重程度与营养不良发生率呈正相关关系，随着吞咽困难的加重，患者摄入食物量减少，营养不良程度进一步加重。

关于营养风险的识别和筛查，虽然我们在前面提到可以通过临床表现进行初步判断，但是为了发现潜在的营养不良，可以通过一些简单的营养风险筛查和评估，确定患者是否存在营养问题及其严重程度。

1. 体重

体重在营养评估中占据重要地位。因此，要求患者在疾病急性期和康复期的过程中每天测量体重，以确定是否存在营养问题。应该注意的是，要确定被评估者平时的体重，以及体重在一段时间内的变化情况。

一般情况下，理想体重（kg）= 身高（cm）-105，实际体重是理想体重的80%~90%为轻度营养不良，70%~79%为中度营养不良，69%以下为重度营养不良。

2. 体重指数（body mass index，BMI）

体重指数是反映蛋白质和热量营养不良的可靠指标，在营养筛查中非常重要。BMI（kg/m²）= 体重（kg）÷ 身高（m）的平方。20~25kg/m²为正常，18~20kg/m²为潜在营养不良，<18kg/m²为营养不良。

3. 肱三头肌皮褶厚度

肱三头肌在上臂的后方，其皮肤皱褶厚度可以反映营养状况。肱三头肌皮褶厚度测量方法：自然站立，找到肩峰、尺骨鹰嘴（肘部骨性突起）部位，在二者连线中点处用拇指和食、中指将被测皮肤和皮下组织夹起，在该点的下方，用皮褶计测量其厚度。连续测量 3 次并记录，以毫米为单位，精确到 0.1mm。

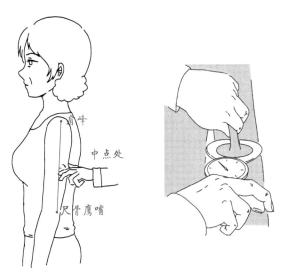

肱三头肌皮褶厚度测量

正常值：男性为 8.3mm，女性为 15.3mm，实际值相当于正常值的 90% 以上为正常，80% ~ 90% 为轻度营养不良，60% ~ 80% 为中度营养不良，小于 60% 为重度营养不良。

4. 上臂肌肉周径

上臂肌肉周径的测量方法是在肩峰点下方 15cm 平面测量。上臂肌肉周径按照以下公式得出：上臂肌肉周径 = 臂周径（mm）- 肱三头肌皮褶厚度 ×0.314。测量值大于理想值的 90% 为正常，测量值相当于正常值的 80% ~ 90% 为轻度营养不良，60% ~ 80% 为中度营养不良，小于 60% 为重度营养不良。

需要说明的是，以上筛查和评估都只是初步筛查，专业评估需要借助专业筛查工具，由专业人员对患者进行详细的营养状况、人体成分测量和代谢功能的检查来完成。所以说，营养不良到底严重到什么程度，需要由专业人士给出最终结论。

如上，我们已经知道了营养不良会给吞咽困难患者和家属造成巨大困扰，产生许多直接或间接的影响，那么该如何解决呢？

首先，确诊营养不良后，及时和必要的营养支持和治疗是必不可少的。在这里是要纠正一些误区：不是吃得多就补得多，也不是吃得贵就是营养高。我们需要进行合理、恰当的营养管理，无论是质还是量，都要满足和适应患者的自身需求。

《中国吞咽障碍评估与治疗专家共识（2017年版）》指出，营养是吞咽障碍患者首先要解决的问题，营养管理非常重要，需要考虑营养的量、供给方式、食物性状、膳食合理配制等。营养管理方案要考虑到患者现阶段的营养状况、吞咽功能、经口进食的安全性、预计营养支持时间、原发病的严重程度、认知功能及依从性等方面，根据患者的病情制订个体化的治疗方案。

相关专家对能量、蛋白质、碳水化合物和水的摄入提出了具体意见。

1. 能量

不同疾病阶段给予的能量目标是不同的。对于病情平稳的吞咽障碍患者，总能量可按 25 ~ 35kcal/kg 给予；对于重症或病情不稳的患者，可适当减少能量至标准能量的 80% 左右；对于严重营养不良者，尤其是长期饥饿或禁食者，应严格控制起始喂养目标量，逐渐增加营养素摄入（包括肠内和肠外途径），避免再喂养综合征的发生。

2. 蛋白质

蛋白质的目标需要量为 1.0 ~ 2.0g/（kg·d），疾病急性状态下蛋白质的需要量有所增加。如伴有慢性肾病，非替代治疗期间，慢性肾脏疾病 1 ~ 2 期蛋白质目标需要量为 0.8 ~ 1.0g/（kg·d），3 ~ 5 期为 0.6 ~ 0.8g/（kg·d），强调补充优质蛋白质。

3. 碳水化合物

《中国居民膳食营养素参考摄入量（2013 版）》推荐健康人碳水化合物摄入量占总能量的 50% ~ 65%，疾病状态时可适当增减。

4. 水

人体所需水的来源主要是三个方面：饮用水、各类饮料固体食物中的水分和代谢水。人对水的需要量与体重和能量消耗呈正比。水的参考摄入量为 30mL/（kg·d），高热、出汗过多、腹泻、呕吐等情况下应增加摄入量。由于吞咽障碍患者水摄入不足比较常见，如下将进行专门介绍。

水是膳食的重要组成部分，是一切生命必需的物质。对于吞咽障碍患者来说，喝水过程中存在极大的障碍。实际生活中，由于在吞咽液体时易发生呛咳和误吸，故吞咽障碍患者常产生对喝水的恐惧感，可能会自主减少饮水次数与饮水量，从而造成水分摄入不足，继而导致缺水。

虽然通过改变食物性状的方法，把固体食物打碎成糊状、在液体中加入增稠剂可以解决进食问题，同时这种方法也可以补充一些水分，但与人体对水分的大量需求相比，这些水分只能算"杯水车薪"，通过这种方式难以满足人体每天对水的正常需求。喝水问题似乎陷入僵局。

那么，吞咽障碍患者能否通过喝水的方式补充水分呢？喝水是否会导致吞咽障碍患者发生吸入性肺炎的严重并发症？喝水对于吞咽障碍患者来说安全吗？

为了回答这些问题，Fracier 教授等进行了大量观察，发现喝水并不会增加吸入性肺炎的发生风险，便在 1987 年提出了自由饮水方案，建议患者可进食稠厚的液体，允许两餐之间有条件地经口饮水。

当然，并不是所有的吞咽障碍患者都适合这个方案，只有在患者生命体征平稳、无意识障碍、肺功能良好、无严重肺部感染，同时痰不多、无严重误吸的情况下才可以采用该方案，并且要求患者和家属能够良好地按医嘱遵守治疗方案。

这里又涉及非常多的问题，比如该饮水方案对身体平衡有什么要求？应该喝什么样的水？要用勺子还是用吸管？饮用每一口的量是多少？每次饮用量是多少？如何避免饮水过程中口腔内异物误吸入肺？出现呛咳或是不配合的情况如何处置？这些都需要专业的临床人员进行精准评估，提出专业化意见，确保患者饮水安全。

当然，不能口服者应尽早给予鼻饲，毕竟胃肠道补液是最安全、最有效的方法，鼻饲口服液体的原则和静脉补液相同。

既然吞咽障碍患者容易发生脱水的问题，那么大家对脱水也要有感性认识，当出现如下症状时应该高度怀疑是否脱水：

·口渴、乏力、尿少、唇舌干燥、唾液分泌减少、皮肤弹性差、眼窝凹陷

·恶心呕吐、视力模糊

· 晕厥、狂躁幻觉、胡言乱语

　　脱水其实很复杂，分为高渗性脱水、低渗性脱水及等渗性脱水等，一旦出现此类问题，应交由专业医师处理。那么，如何预防脱水呢？

　　日常生活中，通过定期监测出入量和识别脱水症状，可以有效预防脱水。每天监测 24 小时出入量，这听起来有点像数学中的泳池蓄水问题，一边在蓄水，一边拔了塞子放水，但其实，我们不需要计算多久放满或是多久放空，需要的是保持出入量的大体平衡。一般来说，正常人每天饮水量在 2000mL 左右（包括从食物中摄取的水分），所以每天的尿量应保持在 1000 ~ 1500mL。

　　5. 维生素、电解质和微量元素

　　人体所需的维生素分为脂溶性和水溶性两类，共 13 种，维生素参与人体代谢及某些生化和生理功能。电解质维持血液酸碱平衡和电解质平衡，保持机体内环境稳定，主要包括钾、钠、钙、镁、磷。参与机体生命活动的微量元素有 9 种，微量元素在人体内含量虽然很少，但却是维持代谢的重要物质。

　　是不是觉得有点麻烦？所以友情提示，专业的事交给专业的人做，一旦发现或发生营养不良的情况，请第一时间联系家庭医生，及时获取专业指导和建议对于预后非常重要。

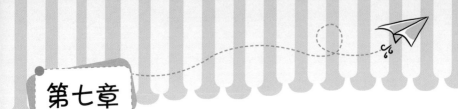

第七章

管理好胃管——生命通道很重要

俗话说：病来如山倒，病去如抽丝。一旦出现吞咽功能障碍，要想在短期内完全恢复是比较困难的。当病情危重、吞咽障碍严重或者痴呆患者不能经口吃饭时，情况就变得更加复杂了。研究发现，长期禁食会造成肠上皮绒毛萎缩、肠黏膜萎缩变薄，进而导致肠屏障功能受损，以及发生细菌移位等不良后果。但不要急，办法总比困难多。

临床上，为了保证患者每天的热量、蛋白质、电解质、维生素、矿物质、微量元素和水分摄入，医护人员会帮助患者重建通道，把食物送入胃肠道，医学上称为"肠内营养"。肠内营养比较符合我们正常的饮食状态，能维持肠道结构和生理的完整性，同时可提供比较全面的营养素、刺激肠道激素和消化液的分泌、增加肠黏膜血流、维持肠道菌群平衡、刺激肠黏膜上皮组织的修复与增殖，从而维护肠道屏障功能，并且经济、安全、简便，并发症发生率低。

那么，这个通道如何建立呢？其实就是将胃管通过鼻子插入，经过咽喉、食管，到达胃或空肠，称为"管饲"或"鼻饲"。管道到达胃的称为"鼻胃管喂食"；如果把管道插到空肠，称为"鼻肠管喂食"，这种方式适合胃食管反流严重的患者。还有一种方式是在胃镜引导下在腹壁开一个小口，将管子直接插到胃内，医学上称为"胃造瘘"。

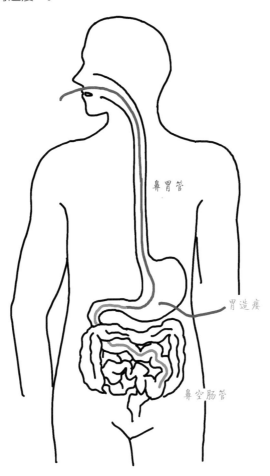

鼻胃管、鼻空肠管

选用何种方式进行肠内营养是有要求的。如果时间短，不超过1个月，可采用鼻饲；如果插管时间大于1个月，循证医学建议"胃造瘘"。一般来说，神志不清、有大量误吸、安静误吸或有反复呼吸道感染的患者需要胃肠营养。胃造瘘管径大于鼻胃管，能输送药物和更多的营养，不容易发生堵塞。

《吞咽障碍膳食营养管理中国专家共识（2019版）》提出：患者应尽量保留或尽早开始经口饮食。每日经口能量摄入不足目标量60%的患者，或因意识障碍、认知功能障碍或吞咽障碍不能经口进食的患者，应给予持续管饲或间歇经口管饲喂养。

并不是只有吞咽障碍患者才需要肠内营养，以下情况也会选择肠内营养：外科手术；多种原发性胃肠道疾病，肠道检查准备及手术前后补充肠内营养，重度厌食合并蛋白质能量营养不良；肝功能衰竭；多发性创伤与骨折，重度烧伤；肿瘤患者辅助放化疗；代谢性疾病及慢性疾病，包括恶性肿瘤、心血管疾病等；营养不良及某些急性病，包括小儿吸收不良、低体重的早产儿、急性胰腺炎的恢复期与胰瘘等。

鼻饲虽然可以维持胃肠道黏膜的完整性，降低感染性并发症的发生率，但是并不是插了管就万事大吉了。如果管路照护不当，会出现反流、误吸、肺部感染、腹泻、胃潴留、鼻腔黏膜压力性损伤等问题，因此，千万不可掉以轻心。那么，如何做到规范照护呢？下面就鼻饲喂养、鼻饲给药、鼻饲并发症的预防及管理等做一介绍。

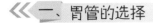

一、胃管的选择

临床上一般根据身高和体型选择合适管径和长度的胃管，成人用胃管一般分为 14、16、18Fr 几种，号码大的管子粗且长，一般成人选择 14、16Fr 的胃管。材质方面，对于长期留置的患者，可选择聚氨酯或者硅胶胃管。

二、胃管更换时限

一般情况下，聚氨酯胃管每月更换 1 次，硅胶胃管每 3 周更换1 次。

三、鼻饲进食的位置

1. 鼻饲时，保持床头抬高角度为 30°～45°。

2. 鼻饲结束后保持半卧位 30～60min，以免发生误吸入气管的危险。

3. 如果有特殊原因，必须降低床头进行其他操作，操作结束后尽快恢复床头高度。

四、鼻饲喂养的方式

胃肠功能较好者可以采取灌注法，每次 200～350mL，每天 4～6 次。此外，还可采用间歇重力滴注法、连续滴注法，适用于病情较重、反流误吸或住院患者。

五、营养的补充

吞咽障碍患者的营养补充非常重要。我们不但要考虑营养的量，而且需要考虑营养的供给方式、食物的性状、膳食的合理调配等内容。

对于病情平稳的吞咽障碍患者，根据活动和消耗情况推荐 25 ~ 35kcal/（kg·d）；对于重症、病情不稳的患者，可适当减少热量至标准热量的 80％ 左右。蛋白质的供给按 1 ~ 2g/（kg·d）标准，水的供给参考标准为 30mL/（kg·d），根据情况增减。对于管饲患者，要进行营养评估，如果摄入营养和能量不足，达不到目标量，建议使用专用肠内营养素补充。

六、保持胃管清洁

为了保持胃管干净，要用温水脉冲式冲管，即冲洗时使用推 - 停手法，在管道内制造湍流，这样有助于排出附壁的颗粒。

停止喂食后和给药前，应用 30mL 水冲洗肠内喂养管，然后在两次给药之间用 10mL 水冲洗，以防止药物相互作用。当所有药物都给完后，重新开始进食之前，用至少 30mL 水再次冲洗管道。这一过程降低了管道堵塞和药物腐蚀管壁的风险，并有助于将药物输送到胃部。如果患者有液体摄入限制，需要咨询药剂师或医生。

因为胃液会发生逆行迁移，食物与胃酸的相互作用导致残留在管内的食物凝固，从而使管道阻塞，建议在每次喂食结束后冲洗胃管。

如果担心喂养量过多，食物在胃内残留过多，可以用针筒抽取，检测胃残留量，但是检测结束后，也要记得用 30mL 温水冲管。

《 七、胃管给药一般指南

部分鼻饲患者需要服药，当药物必须通过胃管给药时，应该注意哪些事项呢？如何选择药物的剂型呢？为方便给药，液体或分散片是首选剂型。由于通过胃管给药，最好不要粉碎药片。如下介绍药物常见制剂，方便大家日常参考。

（一）可粉碎的剂型及其注意事项

1. 标准药片

一般情况下不要碾碎药片，如果必须碾碎，需要完全粉碎以防止管道堵塞。如果药片需要减半，最好使用药片分割器进行切割，通过专业设备分割药片比徒手分割更精确。

2. 糖衣（S/C）和薄膜包衣（F/C）片

包衣的作用是改善外观或味道，但由于包衣的存在可能会使粉碎变得困难，并增加药物堵塞肠道喂养管的可能性。如果这些药片需要被粉碎，要确保包衣被很好地粉碎，注意服药后冲洗干净。

3. 分散泡腾剂

分散泡腾剂渗透压较低，不会引起腹泻。大多数分散型和泡腾型制剂含钠，钠限制患者需注意。

4. 胶囊药物

胶囊药物要打开胶囊，用无菌水溶解。

（二）不能粉碎的剂型

1. 肠溶（e/c）片

肠溶片的设计目的是防止药物在胃中溶解，消除胃黏膜刺激，并促进小肠吸收。如果药片被碾碎经胃管给药，可能会出现不良反应，包括刺激胃黏膜和降低药效，药粉潮湿时会黏在一起堵塞胃管。

2. 缓释（MR）和控释（CR）制剂

这类药物会通过特殊夹层实现逐渐释放。为了服药方便、控制良好，现在很多治疗慢性病的药物如降压药、降糖药都是缓释和控释片。如果药物被碾碎并通过胃管给药，可能会出现短时间内一过性血液内药物浓度过高，之后又出现药物浓度过低，或者几乎没有药物存在的情况。这种血药浓度的剧烈变化对控制病情十分不利。如果是降糖药，患者血糖可能会控制不良；如果是降压药，患者血压可能会不稳定；如果是抗癫痫药，患者有可能发生癫痫发作。此外，改良释放制剂在粉碎时也不太可能完全碾碎，导致管道堵塞的风险增加。

3. 口腔和舌下含服药片

含服药片需要患者将药片含在嘴里，并能正常产生唾液。之所以在口腔含服，不通过胃，目的是避免肝脏的首过代谢影响。如果通过胃管给药，药效就会降低。

4. 咀嚼片

有些药物采用咀嚼片剂是为了使它们在口腔中被部分吸收。如果片剂被碾碎，药物吸收率将会降低。

5. 细胞毒性药片

这是一类可有效杀伤免疫细胞并抑制其增殖的药物，大部分抗肿瘤药属于此类。所有工作人员都应避免接触细胞毒性药物。如果细胞毒性片剂被粉碎，其粉末有被雾化的风险，使工作人员暴露在危险物质中。对于细胞毒性物质应妥当处理，并联系药剂师寻求建议。

（三）注射类药物给药

有些适合口服的注射用药可以通过胃管给药，如万古霉素、东莨菪碱，但要注意，聚乙二醇含量高的注射剂不适合胃管给药。

《 八、给药的备选方案

如上介绍了各种药物剂型在胃管给药的注意情况，大家是否发现胃管给药会碰到很多问题，那么有其他解决办法吗？可以咨询药师或医师，通过以下方法解决。

1. 目前的口服药物通过其他途径给药，比如通过直肠、肠外注射（如静脉注射、肌内注射和皮下注射）、透皮贴剂、舌下 / 口腔含服。

2. 将口服药物改为另一种更合适的药物，例如将速释片换成其他剂型，将阿卡波糖片剂改用胰岛素（由于作用机制，阿卡波糖不适用于持续肠内喂养患者）。

3. 将胶囊改为液体，这可能需要减少剂量和增加给药频率，比如将醋丁洛尔胶囊改用液体制剂如阿替洛尔。

《 九、需要服用多种药物的解决方案

一些鼻饲老年人伴有高血压、糖尿病、心脏病等慢性病，需要

服用多种药物。由于药物之间有可能相互作用，特别是在粉碎药片之后，因此溶解时或在注射器中不要将药物混合在一起。给药流程见如下流程图。

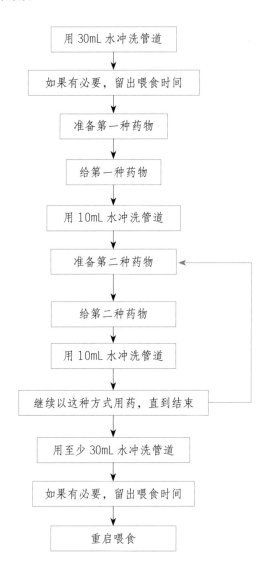

十、管道堵塞的解决方法

一般情况下，充分冲洗管道，使用适当药物制剂可以防止管道堵塞。但是，如果堵塞发生，需要先抽气，尝试清除颗粒物，然后用温水冲洗管道，但要注意不要过度用力。其他方法包括在 20mL 蒸馏水中加入 3 粒胰蛋白酶胶囊和 1g 碳酸氢钠粉末，将溶液滴入肠内喂养管中，放置 20 分钟，然后用蒸馏水冲洗。

十一、食物中添加药物

大部分药物不适合添加到食物中。首先，不同食物在胃肠道内的行进速度不一，会影响药物剂量。其次，食物有发生微生物污染的风险，很难预测食物对药物的物理特性和稳定性是否会产生影响，对长期给药的效果也难以预测。那液体药物是否可以添加到食物中呢？研究表明，这样做也会对药效有影响，而且液体剂型的高渗透压会引起胃肠不耐受。部分药物可以加入果汁或其他液体中服用，但是由于潜在的药物相互作用，具体情况还需要咨询药剂师。

十二、胃残余量的监测

虽然胃的弹性很大，但是容量也是有限的，而生病后，往往胃肠道功能会减退，蠕动变慢，如果进食过多，食物会滞留在胃里，医学上称"胃潴留"。鼻饲前按常规抽取胃液，检查鼻饲管是否在胃内，判断是否有胃潴留。如果自上一次喂食后 2 小时，胃内容物有 100mL，或 1 小时后约 50% 的喂食液残留在胃内，提示患者消化不良，存在胃潴留，此时要暂停鼻饲或将胃内潴留物抽干净，按常规减半进行鼻饲，必要时辅助消化。因此，我们要经常监测胃的食物残留量，防止胃潴留的发生。对于持续鼻饲患者，需要每隔 4~8 小时检查胃残留量；对于间歇鼻饲患者，每次喂养前应检查胃残留量。如果显示胃残留量大于 200mL，要观察患者有无恶心、呕吐、腹胀等表现，同时向医生护士报告情况，通过调整鼻饲量、使用吗丁啉等促胃肠动力药物或考虑空肠喂养等方法来解决。

十三、胃管的监测

喂食前要观察鼻胃管功能是否完整，有无扭转和堵塞等，确保患者能通过鼻胃管正常进食。咳嗽、呕吐或干呕发作、胶带松散及患者牵拉等原因，都会导致胃管移位甚至脱管，因此要关注胃管外露长度，在胃管和外鼻孔的汇合处最好标记外露胃管长度，每次喂养前观察有无长度改变。发生明显改变时，立即床旁检测胃管位置，确保鼻胃管插入胃部的位置正确。

十四、胃管并发症

胃管作为"生命通道"帮助了许多需要营养支持的人，当然，每一枚硬币均有两面性，胃内喂养也存在诸多并发症，当出现以下情况时要引起重视：鼻黏膜破损；恶心，呕吐，腹泻，腹胀，便秘；血糖过高或者过低；反流、误吸；反复呛咳，嗝逆，流涕，窒息。

十五、口腔清洁

保持口腔清洁对鼻饲患者来说也是至关重要的，可以降低患者发生肺部感染的概率。长期鼻饲患者建议每日进行 3 次口腔护理。这部分在下一章会为大家详细介绍。

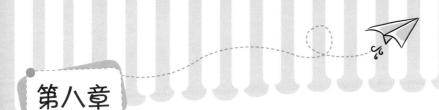

第八章

容易忽视的口腔卫生

　　说起口腔卫生，或许你会想到每天早晚刷牙、饭后漱口，认为这是很简单的事。观念上，认为 1 ~ 2 次不刷牙也没什么大碍。但其实有这种想法就证明你对口腔卫生的重要性认识不足。

　　张开嘴能看到什么？牙齿、舌头？如果张得够开够大，还能看到扁桃体和小舌头（悬雍垂）。你可能不会想到，口腔里其实有一个超级社区，这个社区有多"超级"？里面住着各种各样的细菌，"种族"有数百种，数量达数百亿。提到细菌，你可能会很反感，细菌给我们的刻板印象是"肮脏""不卫生""致病"。事实上，并不是所有的细菌都对我们有害，细菌有好坏之分，而口腔社区里绝大多

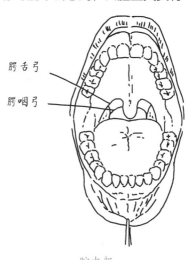

腭舌弓

腭咽弓

腔内部

数细菌是无害的，其中一些特别热心的还能帮助我们消化食物。但是，一旦口腔健康状况不佳，就会打破平衡，致病细菌群体增加，从而产生牙周炎和龋齿等口腔疾病，导致牙痛、咀嚼困难、吞咽困难和生活质量下降。龋齿和牙龈疾病严重的话会导致缺牙。拥有相互匹配的上颌和下颌牙齿对咀嚼至关重要，一旦没了某个牙齿，咀嚼就成了问题。此外，口腔健康与其他疾病也密切相关，据研究，牙周病与糖尿病、心脏病、癫痫、癌症和老年痴呆等都有相关性。

对正常人来说，拥有健康清洁的口腔很重要，而对于吞咽困难患者来说，拥有健康清洁的口腔更为重要。毫不夸张地说，口腔卫生搞得好不好，某种意义上是性命攸关的"实事工程"。

首先，就口腔内环境而言，患者在发生吞咽障碍后，口腔环境会发生变化。由于口腔内清洁机制受损，更容易滋生有害细菌，这就加重了口腔环境的恶化。其次，口腔健康不佳不单单导致龋齿和牙龈疾病，由于吞咽困难患者还有发生误吸的风险，口腔内的细菌就更容易进入肺部，这可能会导致严重并发症，如肺炎和其他感染，继而导致营养摄入减少、住院时间延长，最终使得患者的整体健康状况雪上加霜。关于误吸和肺炎的问题，我们将在后面的章节详细阐述，其中的风险和利害关系不言而喻。而这一问题对于护理院的患者或社区中的弱势群体而言尤其重要，因为他们经常依赖他人进行口腔护理。

以脑卒中为例，患者出现偏瘫、坐姿和平衡不良，以及警觉性、认知和知觉下降，导致自我护理独立性降低，对口腔自我护理产生较大影响。此外，部分脑卒中患者会出现口面部功能损害，如面部轻瘫、舌头无力、口腔感觉不良、唾液量减少和唇的力量降低等，造成假牙控制不良、咀嚼效率降低，影响清除口腔内食物残渣的能力，导致牙菌斑水平显著增加。牙菌斑就像是不同细菌组成的"小王国"，这些"小王国"驻扎在牙齿表面、假牙表面或者牙齿之间。随着牙菌斑水平的显著增加，口腔卫生会持续恶化。众所周知，牙菌斑不仅会导致许多由牙菌斑引起的口腔疾病（如龋齿、牙周病和种植体周围炎），而且还可能助长口腔有害细菌的滋生。

由于口腔卫生不良，不但患者的唾液可能含有细菌，食物残渣也会被细菌污染。吞咽研究专家认为，口腔细菌在吸入性肺炎发展中具有重要作用，口腔护理不当会导致口腔细菌吸入，引发吸入性肺炎。有研究表明，口腔内病原菌的存在与肺炎的发生存在显著相关性。据报道，肺炎的死亡风险会因此增加 3 倍。此外，口腔卫生不良导致的牙龈出血可能导致心内膜炎、脑部脓肿、肝脏脓肿和菌血症，严重者可能危及生命。

以上情况表明，必须要做好吞咽困难患者的口腔卫生工作，从而降低患者口腔疾病患病率，继而降低肺炎和菌血症的发生风险。

现实生活中吞咽困难患者的口腔卫生实际情况如何呢？多项研究结果显示，情况不容乐观。临床医生和治疗师经常能注意到，无论是急性期、慢性期住院患者或养老院的老人，口腔护理情况都不是很理想。许多吞咽困难老年患者无法保持口腔清洁。这一问题已经引起了牙科医生、护理人员和康复科医生的重视，他们共同研究和确定了家庭或医疗环境中护理的最佳方式，以维持患者口腔健康。

吞咽困难会增加吸入细菌性唾液的风险，从而导致肺炎的发生。那么，加强口腔卫生管理是不是会减少肺炎的发生呢？一项针对 146 例急性卒中住院患者的研究表明，进行早期和系统的吞咽困难筛查、加强口腔卫生管理可显著降低肺炎发病率。这说明加强口腔卫生管理是有效果的。国际脑卒中指南指出，口腔护理是降低感染风险和避免随之产生的不良健康事件的关键干预措施。口腔护理干预已被证明可降低住院老年人的肺炎发病率，并提高缺牙患者的生活质量。

既然吞咽困难患者口腔细菌感染风险这么大，如何做好风险防范呢？

由于牙菌斑会导致口腔疾病，还可能导致吸入性肺炎。显著减少牙菌斑可能对降低口腔疾病及吸入性肺炎风险具有重要意义。但由于牙菌斑牢固扎根，不易被水冲刷，只能用机械方法清除。鉴于牙菌斑与牙龈出血之间的公认关系，越来越多的人主张使用机械和化学制剂来控制牙菌斑水平并减少牙龈出血。目前有手动牙刷、电动牙刷、漱口液、牙膏等口腔清洁产品，面对如此种类繁多的产品我们该如何选择呢？

一项在香港进行的为期 3 个月的研究比较了两种口腔卫生方案控制牙菌斑、牙龈出血和其他临床口腔健康问题的有效性，共 94 例脑卒中患者参与研究，受试者的口腔卫生状况明显较差，大部分有中度至重度牙菌斑。方案一是使用手动牙刷、牙膏，方案二是使用电动牙刷、0.2% 洗必泰漱口液和牙膏。结果发现，两种口腔卫生保健方案都有效改善了牙菌斑和牙龈炎情况，在控制牙菌斑和牙龈出血方面都是有效的，但方案二在减少牙菌斑和牙龈出血方面比方案一更有效。使用具有旋转振荡作用的电动牙刷在短期内比使用手动牙刷能更有效地去除牙菌斑和控制牙龈炎。此外，循证医学研究表明，洗必泰漱口液在控制牙菌斑水平和牙龈炎方面有积极作用。因此，对于吞咽困难患者来说，电动牙刷、洗必泰漱口液和牙膏是可选的清洁方案。要养成每天至少早上、晚上睡前刷牙各 1 次的习惯。在医护人员的指导下，选择合适的口腔护理液，每次漱口时，药液保留在口内 3 ~ 5 分钟，漱口时保持低头，早上、晚上睡前和饭后各漱口 1 次。但凡事都有两面性，如果长期使用具有杀菌效果的漱口水，将正常菌群"赶尽杀绝"，反而不利于口腔健康。此外，要注意，刷牙和漱口适合神志清楚、理解力良好且吞咽障碍不太严重的患者。对于危重患者，刷牙和漱口变成了一项富有挑战性的任务。因为无论是刷牙还是漱口，都有把水含在嘴里的过程，对于口面部吞咽困难患者来说，把水很好地控制在口腔里是一项高难度任务。这个过程中需要考验唇、舌、颊、软腭等吞咽器官和结构功能，如果这些结构功能出现问题，患者就不能很好地控制水，继而发生水漏出口角或者水被误吸到气道的情况。

另外，咀嚼口香糖也不失为有效的口腔清洁方法，一般早、中、晚各 1 次，每次 15 分钟，适合神志清楚、认知功能良好的患者。

对于不能自主刷牙、漱口和咀嚼口香糖的老人，或者昏迷、气管切开患者，可以用棉签、棉球、海绵刷、纱布机械擦洗的方法清洁口腔，同时对口腔肌肉和舌头进行轻柔按摩。也可以使用注射器、吸引器和负压冲洗刷牙等对口腔进行清洁，整个过程中要进行抽吸，时刻监测神志，以及血压、血氧饱和度（SpO_2）等基本生命体征。因为操作不当可导致误吸，因此，该操作一般在医院进行。

对于脑卒中或因其他疾病不能进食者，以及长期卧床者，在进行口腔护理之前还要增加一些步骤。这部分人群在一段时间内没有接受口腔刺激，口腔周围肌肉会表现出严重紧张状态，让护理人员难以完成日常口腔卫生护理工作。因此，口腔护理前要先进行口面部按摩，使患者肌肉放松。对于有抵触的患者或老人，先轻轻地触摸患者或老人的手，然后继续触摸手臂、肩膀、颈部和面部，最后用手掌轻轻按压其嘴唇和口腔肌肉。

　　此外，面瘫患者餐后往往会有食物残留，取出残留物后，可以用棉签、棉球、纱布清洁牙齿和黏膜。

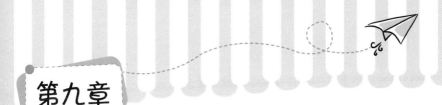

第九章

误吸——躲在隐秘角落的危险敌人

在写这本科普书的过程中，笔者恰好收治了一位吸入性肺炎患者，老伯伯的经历可以给大家一些警示。

秦老伯今年 80 岁，1 年前体检发现肝脏肿瘤，由子女轮流在家中自行照护。2 个月前女儿发现秦老伯吃东西比以前慢了，一口食物要在嘴里含很久，家人都觉得是因为老伯年纪大了，没有特别在意。随后老伯精神越来越差，胃口也不好了，身体变得虚弱，连喝水都困难，还时不时出现发热的情况。这时候子女开始担心，赶紧送到医院就诊。

不检查不知道，一检查发现不但秦老伯血液中白细胞升高，而且胸部 CT 提示"两肺大量斑片状渗出，两侧胸腔积液"，考虑为食物误吸导致的严重吸入性肺炎；同时由于这段时间存在的吞咽问题，老伯伴有脱水、电解质紊乱、营养不良等严重并发症。医生对秦老伯子女说患者病情很严重，有生命危险，子女们从担心变成慌了神。后来秦老伯住院期间一度出现痰液窒息和血压下降等症状，几经抢救才从死亡线上被拉了回来。病情好转后进行精准的吞咽造影检查发现秦老伯的确存在误吸现象。子女为此懊悔不已，后悔自己没有及早重视父亲的吞咽问题，导致老人一度生命垂危。

从一开始的吞咽障碍到后来的肺炎、多重并发症，一个看似不经意的进食状态改变差点让亲人阴阳两隔。但现实生活中，这类问题并没有引起人们足够的重视。在临床工作的十几年中，我们经常会碰到被吞咽问题所困扰的病患，这也是我们写这本书的原因。

除了像秦老伯这样年老体弱的人会出现误吸和肺炎的情况，在日常生活中，大家可能都经历过食物误吸入气管的状况，比如在进食的过程中邻座讲的一个笑话逗得你哈哈大笑，或者嘴里的食物还没咽下却又着急说话，就有可能发生误吸，误吸后会发生剧烈咳嗽，直到吸入的食物被咳出气道才逐渐平息下来。可是你知道吗？误吸在非进食的时候也时有发生，比如咽口水时的呛咳、胃内容物反流造成的误吸等。

那什么叫"误吸"呢？

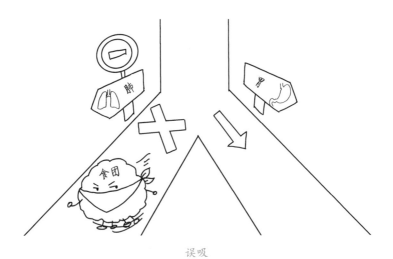

误吸

通俗讲就是吞咽的东西跑错了地方，进入了气道而不是食道。用专业术语讲，是指在进食或非进食时，在吞咽过程中有数量不等的液体或固体食物、分泌物、血液等进入声门以下呼吸道的过程。

根据临床症状，误吸可分为显性误吸与隐性误吸。显性误吸表现出来的征兆是肉眼可见的，是指误吸后患者即刻出现刺激性呛咳、气促甚至发绀、窒息等表现，容易引起注意；与之相反，不容易被察觉、不伴咳嗽的误吸称为隐性误吸。现实生活中隐性误吸比显性误吸更常见。因此，说误吸是躲在隐秘角落的危险敌人一点也不过分。

👉 误吸的原因

吞咽过程中任何阶段的功能障碍都可能导致误吸。

1. 唾液不足或咀嚼肌无力，妨碍形成食团（准备期）。

2. 舌头控制不良，无法有效地将食团从口腔输送到喉咙（口腔期）。

3. 呼吸和吞咽之间缺乏协调；吞咽反射有缺陷，包括会厌软骨没有盖住气管，声带关闭障碍；腭部闭合不全或咽部肌无力，无法将食物推下（咽部期）。

4. 由于环咽肌失弛缓或有上食管括约肌瘢痕不能完全张开，食物不能完全通过，或者功能不全的下食管括约肌关闭，食物回流到喉咙（食道期）。

我们现在知道了，误吸是一种特别危险的病症。诚然，误吸有很大的风险，但最重要的风险是许多老年人和他们的家人并没有意识到他们所存在的问题！就像前面提到的秦老伯，他一开始出现的进食速度减慢、口腔内食物残留等问题并没有引起家人重视，直到后期出现发热、精神委顿等表现，家人才想到要带其去医院就诊。

需要注意的是，误吸可以在没有任何警示信号的情况下发生，任何年龄段的人都有可能发生误吸。特别需要注意的是神经科或内科疾病患者，如帕金森病、脑卒中、阿尔茨海默病、格林 - 巴利综合征、多发性硬化症、脑外伤、肌萎缩侧索硬化、充血性心力衰竭或慢性阻塞性肺疾病等。我们一定要了解误吸的原因和表现，掌握初步判断的标准，这样才能最大程度避免误吸的发生。

是否东西进入气道，我们人体就毫无办法了呢？

其实不然，人体早有应对办法，即每个人生下来就具有的能力——咳嗽。我们的气道只让空气自由进出，一旦发现有外来物体进入气道，不管是固体还是液体，不用你发出命令，人体会立刻启动咳嗽反射机制，不把异物排出体外誓不罢休。咳嗽动作依赖于咳嗽反射，如果对外来物体感受能力变差，咳嗽反射也会减弱。年轻人咳嗽反射正常，咳嗽能力也强，通过强力咳嗽可以把异物排出。但老年人一般体弱多病，咳嗽反射减弱，而且咳嗽无力，如果异物进入气道，就很可能进入肺部，导致肺炎的发生。因此，咳嗽的能力非常重要。

☞ 误吸的判定

即使是经验丰富的吞咽专家，也难以通过观察来明确诊断误吸。必须将患者的病史和临床检查与专门的吞咽检查（如吞咽造影检查或纤维内镜检查）结合起来，才能直接观察吞咽情况。因此，当家人或者是看护对象出现咳嗽不止，或是不止一次发生肺炎时，我们就应该引起重视，考虑是否发生误吸。值得注意的是，帕金森病或急性脑卒中患者发生隐性误吸的风险特别高，如果怀疑是隐性误吸，需要立即找医生或吞咽专家。

　　误吸有可能是静悄悄发生的，但是由它引起的肺炎产生的动静可就大了，下面就聊一聊吸入性肺炎。

👉 吸入性肺炎

　　吸入性肺炎是由食物、液体（包括唾液）或药物进入呼吸道并进入肺部引起的肺炎。以往的观念认为，老年人的肺炎大多是透过飞沫传染的。但近年来研究发现，许多高龄者的吸入性肺炎可能是吞咽障碍、口腔清洁不良所致，一旦老年人罹患吸入性肺炎，病情会明显加重。

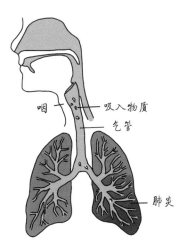

咽　　吸入物质
气管
肺炎

吸入性肺炎

　　根据世界卫生组织发布的《2019 年全球卫生估计报告》，2019年，肺炎和其他下呼吸道感染高居死因第四名。据报道，**80%** 以上的肺炎患者为 **65** 岁以上的老年人，其中不少属于误吸性肺炎。随着人口老龄化进程的加快，吸入性肺炎患者数呈逐年上升的趋势。同时，吸入性肺炎的发生还与年龄呈正相关关系。研究显示，老年吸入性肺炎患者的病死率和复发率均高于非吸入性肺炎患者。老年人因误吸引起的肺炎所导致的病死率占全部肺炎的 1/3。因此，吸入性肺炎不可忽视。

一般来说，吸入性肺炎的严重程度与吸入物的酸碱度、吸入量及在肺内的分布有关，吸入液的分布范围越广泛，损害越严重。

吸入性肺炎的典型症状包括高热、呼吸困难、剧烈咳嗽、胸痛和喘息，甚至出现意识障碍、大小便失禁等严重情况。如果出现上述症状的话，肺炎是很容易被发现的。

但是，部分吸入性肺炎患者表现隐匿，极具欺骗性。特别是老年人，有时即使病情已经加重，表面上症状看起来还是很轻，往往急剧恶化时才被发觉。就像上面秦老伯的案例。

所以，除了典型的呼吸道疾病症状，如发热、咳嗽、咳痰等之外，出现下列症状时需要格外注意：

· 脱水症状：口中干燥、尿量少等
· 消化道症状：食欲不振、厌食、恶心、呕吐
· 营养不良，体重逐渐降低，活动能力下降、倦怠
· 喉中有痰声
· 吃饭时或饭后，被呛或咳嗽较多
· 原有基础疾病恶化或恢复缓慢
· 精神差、虚弱或体温低于正常水平等

如果出现以上症状，我们就有必要怀疑是否发生吸入性肺炎。一旦发生吸入性肺炎，尤其是年老体弱者，要引起高度重视，及时就医治疗。

哪些情况容易发生吸入性肺炎？

1. 在精神状态变化时，吸入性肺炎的发生率会增加。例如，患者可能有癫痫、脑外伤、全身麻醉、服药过量（包括酒精）或任何原因导致的昏迷，此外，手术后也可能发生吸入性肺炎。

2. 口腔卫生欠佳是吸入性肺炎的重要发病原因。如果不注意口腔卫生，会导致口腔内菌群增加，在吞口水的时候发生误吸，细菌就会随着口水一起到达肺部，这是老年患者发生吸入性肺炎的一项重要危险因素。

3. 吸入性肺炎也可能是由吸入酸性胃内容物引起的。也就是说，胃里的东西不往肠道走，反而逆流往上走，而且跑错路，跑到气管里面。因为胃内有胃酸，酸性物质或其他刺激性液体进入肺以后，会引起化学性肺损伤，导致非感染性肺炎，时间一久还会伴随细菌感染，加重病情。

呕吐也是重要发病原因之一，尤其是脑卒中吞咽障碍患者，呕吐后部分患者会出现吸入性肺炎。此外，胃食管反流病也是比较常见的发病原因。该病患者食管下括约肌张力下降，导致胃内容物反流。而老年人是胃食管反流病的高发人群。

再举一个例子，一位 65 岁的脑出血患者，发病半年余，经过康复治疗，肢体运动功能恢复不错，已经能自行进食。某晚患者发生呕吐，家属没在意，没有告诉医护人员。第二天早上患者再次呕吐，吐后家属仍继续喂食。下午患者出现 39℃以上的高热，同时伴有呼吸困难，需要吸氧才能勉强维持血氧饱和度，CT 检查发现存在双侧肺部感染。这样的教训是很深刻的。很多内科、神经科或精神科疾病患者都可能发生呕吐，从而诱发肺炎，因此要高度重视。

4. 药物因素近年来也引起大家的关注。多种药物可能增加老年人发生吸入性肺炎的风险，比如利尿剂、抗胆碱能药、抗焦虑药、抗精神病药、左旋多巴胺等可减少口腔唾液量，增加口腔细菌的浓度，导致吸入性肺炎。

除了以上因素，其他如老年患者免疫力下降、身体虚弱、抗感染能力减弱、营养状态不佳等因素，都会影响肺炎的发生发展。

本书的编写过程中我们看到这样一则新闻，"据日本媒体报道，经典作品《奥特曼》的导演、编剧饭岛敏宏因吸入性肺炎已于 2021 年 10 月 17 日晚 8 点 59 分去世，终年 89 岁。"

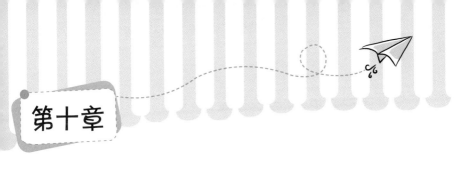

第十章

要命的窒息

2021 年 8 月 3 日，疫情下的东京奥运会现场，直播镜头转向竞技体操项目女子平衡木决赛现场，中国选手管晨辰动作行云流水、优美舒展，随着她完成最后一套翻转稳稳落地，金牌稳了！我悬在嗓子眼的心也应声落下："平衡木项目太刺激了，看得我快窒息了！"我的脑海中蹦出这样一句话。随后我突然想到，"窒息"，吞咽过程中最危急的事件，这可不是闹着玩的，必须要向大家介绍。

那么，什么是"窒息"呢？如果用医学术语来解释，窒息是指人体的呼吸过程由于某种原因受阻或异常，所产生的全身各器官组织缺氧，而引起的机体功能紊乱和损伤的状态。听起来是不是很复杂？通俗说其实就是气道堵了，就跟早晚高峰的高架桥一样，非常堵。

窒息非常可怕，经常在不经意间发生且发生的时间非常短，往往 5 ~ 6 分钟就能致命，让人猝不及防。我们有时会看到关于儿童窒息的报道："湖南 4 岁男童在幼儿园遭异物卡喉 3 分钟不幸身亡""广西玉林 6 岁小孩因吃花生窒息来不及抢救就意外身亡，该小区距县医院不过几分钟的路程""一颗糖夺了 11 个月宝宝的命！求你，别给我的孩子乱吃东西，一口都不行"。据不完全统计，我国每年因为吞咽异物或气管异物阻塞等意外而导致窒息死亡的儿童近 3000 名。

同样，窒息每年造成数千老年人死亡，存在吞咽功能障碍的老年人死亡风险最高。我们也常会看到这样的标题："夺命食物！海宁一老人吃午饭时窒息，不幸身亡！""105 岁老人吃饭窒息，身处医院得以心肺复苏""老人吃饭时没戴假牙引发夺命窒息，值班医生海姆立克急救老人脱险"。一旦发生窒息，气道完全阻塞造成不能呼吸，只要 1 分钟心跳就会停止，完全缺氧 4 分钟就会造成脑损伤，10 分钟后脑死亡。因此，及时、准确地处理这种突发情况非常重要。大家要了解吞咽的基本知识和可能出现的问题，采取措施降低吞咽窒息风险，使得气道畅通无阻。

窒息包括多种类型，这里主要讲机械性窒息，也就是有物体堵塞住了嘴巴和鼻子，食物吸入并阻塞气道，胸腹部受到压迫不能呼吸，以及患急性喉头水肿使气道显著狭窄等造成气流进入肺部受阻，出现窒息。日常生活中，进食时噎住、呕吐后误吸和剧烈咳嗽通常是这类窒息的诱因。

阻塞气管的物体不需要太大，成年男性的气管直径最宽的部分小于 5cm，气管狭窄的部位直径约 2.5cm，所以，一个肉丸、一个棉花糖、一口泡菜，甚至是一颗药丸都可能阻塞气管，阻止空气进入气管，引发窒息。

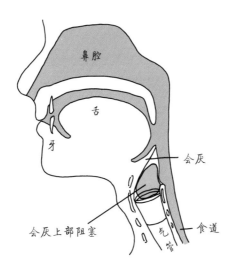

鼻腔

舌

牙

会厌

会厌上部阻塞

食道

气管

窒息的危险因素

老年人因窒息而死亡的风险最高，危险因素如下：

1. 缺牙或假牙不合适

缺牙或假牙不合适的情况下，老年人的咀嚼会不充分，未经充分咀嚼的食物团块容易在吞咽过程中堵塞喉部，阻止空气进入气道。另一种情况下，老年人如果所佩戴的假牙不合适，有脱落误吸的可能，也可能造成气道阻塞，引发窒息。

2. 多种基础疾病

有些基础疾病，如充血性心力衰竭和呼吸系统疾病等，会导致患者身体虚弱，并干扰保护性咳嗽。帕金森病也会使整个吞咽过程减慢，呼吸和吞咽不协调，咳嗽无力，进食时容易发生误吸而导致窒息。

3. 神经系统疾病

神经系统功能紊乱而导致吞咽功能障碍，如脑梗死或脑出血后的吞咽功能障碍，也容易发生食物误吸到气道的情况。

4. 药物的不良反应影响吞咽

老年人常合并基础疾病，所以需要服药，其中一些药物可能会干扰嗅觉、味觉或食欲，影响唾液的分泌，影响食欲，刺激咽喉或食道，有的会造成负责吞咽的肌肉紧张或松弛，或者干扰下食管括约肌功能，导致吞咽功能受损，严重时可发生药物误吸到气道导致窒息的情况。

窒息的症状

如果有食物卡住气管，最先出现的症状是呼吸极度困难，然后由于缺氧出现口唇及面色青紫、心跳加快而微弱，逐渐进入昏迷或者半昏迷状态，发绀明显，呼吸逐渐变慢而微弱，继而不规则，直至呼吸停止，心跳随之减慢而停止。当气道完全堵塞时，患者不能呼吸、说话或咳嗽，面色会迅速变灰或青紫，神情会表现得惊慌失措，可能会在短时间内晕倒并失去知觉。气道被部分堵塞时，患者会呼吸困难或喘息，如果还能说话，声音也是高亢、紧张、含糊或微弱的。

窒息的这些症状与心脏病发作的症状非常相似，尤其是中老年人。生活中要区分的话，窒息与心脏病发作症状的重要不同点是，窒息发生时患者是无法说话或呼吸的，而心脏病发作时患者能够说话和呼吸。换句话说，是否可以说话是判定气道是否阻塞的重要信息。

发生窒息时，不管是气道部分阻塞，还是完全阻塞，如果不能得到及时救治，都可能危及生命。非常遗憾，气道异物梗阻的正确施救方法很多人并不知道。很早以前，人们曾尝试过各种方法，比如喝酱油、吞馒头、拍背、抠喉等，这些方法不但不能很好地解决问题，还可能会造成更大的危险。拍背，可能会使阻塞物更牢固地靠在气道上或陷得更深；伸手进入喉咙试图取出阻塞物，这不仅浪费时间，还可能会把异物推得更深。互救、自救知识及预防观念的缺乏是导致悲剧不断上演的症结所在。

在这里我们不得不提到一位老爷爷，正是因为他才让我们避免了许多人间悲剧。他就是亨利·海姆立克博士。1974 年，亨利·海姆立克首先应用一种方法成功抢救了一名因食物堵塞了呼吸道而发生窒息的患者，从此一救成名，使得这种方法在全世界被广泛应用。不少航空公司、列车管理部门、公共卫生部门、大型酒店餐饮机构等都将其列为职前培训项目。《世界名人录》把海姆立克称为"世界上拯救生命最多的人"。这种利用腹部冲击解除气道异物的急救方法被人们亲切地称为"生命的拥抱"。

下面我们将详细解读不同情况下海姆立克急救法的应用。

海姆立克急救法

海姆立克急救法是一种专门抢救急性呼吸道被异物阻塞从而引起呼吸困难的方法，是目前世界上公认有效的抢救方法之一。海姆立克急救法为何可以奏效？这是由于阻塞物阻止空气进入喉部导致患者不能说话或呼吸，通过挤压上腹部，将膈向上推入胸部，使胸腔变小进一步压缩肺部，强劲的气流即从气管喷出，本质上就是制造出人工咳嗽，气流会将阻塞物从气管带出或直接将其喷出口腔。

如果上面的描述比较抽象，难以理解，那么可以把肺部想象成一个气球，气管就是气球的气嘴儿，当气嘴儿被异物阻塞，用手捏挤气球，气球受压，气体往外冲，就可以把阻塞气嘴儿的异物冲出来。

1. 站立位施救

如果患者清醒，可以站立，操作者一般站在患者身后，双手握拳，从腰部环抱患者，用拳眼向患者上腹部给予向内、向上的冲击力，则可以完成施救。大家要注意几个操作要领，第一，要用拇指侧，即"拳眼"进行冲击；第二，要在患者的胸廓以下和脐以上的腹部进行冲击；第三，要向上冲击。

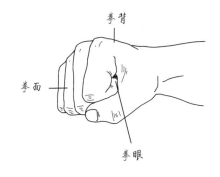

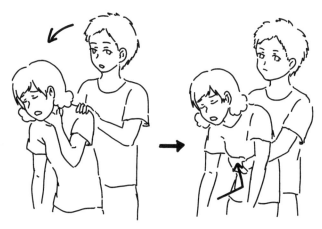

站立位抢救

2. 坐位施救

如果患者处于坐位，施救者只需要弯下腰，采用和站立位完全相同的施救手法就能使患者获救。

3. 平卧位施救

如果窒息者倒下或昏迷了，或者因为体型太大无法用手臂环抱住，就需要迅速把窒息者放下来，面部朝上，让其张开嘴巴（大拇指放在舌头上，食指放在下巴下），如果看到阻塞物卡的不紧就直接把它移走。不要试图抓住卡在患者喉咙里的东西，这可能会使它进一步进入气道。患者平卧后，施救者膝盖与大腿或臀部齐高，手掌后部放在窒息者脐部上方、胸腔下方。双手叠合，快速给予上腹部向内、向上的冲击力，根据需要重复几次。如果气道畅通，患者仍无反应，随即开始心肺复苏术。

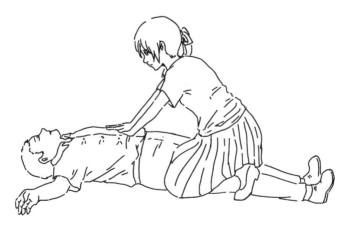

平卧位抢救

4. 自救

如果吃饭时突然发生窒息，需要利用海姆立克急救法自救。如果发现自己不能说话、咳嗽或呼吸，不要惊慌。如果有紧急联系装置，立即启动，并进行海姆立克急救法。站在水槽、台面、书桌或坚固的椅子旁，将上腹部紧紧压在椅子等上缘，双手抓住两边，用力向前推，腰部微微弯曲。根据需要重复动作。

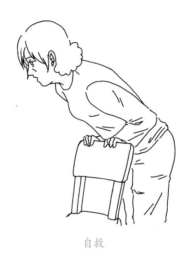

自救

5. 特殊人群

海姆立克急救法的替代方案：美国心脏协会建议在 1 岁以上儿童或清醒成人中清除阻塞物时直接进行海姆立克急救法（腹部推力）。对于 1 岁以下的婴儿，不能使用腹部冲击手法（婴儿的肝脏尚有一部分在肋下，容易受损），而是采用双指胸部冲击（胸部正中，乳头连线下缘）与掌跟背部拍击相结合的方式。指南显示，对于孕妇或肥胖人群，施救者无法包围受害者的腹部，此时也应该进行胸部推挤，按压患者的胸骨下半部分，如此也能够使胸腔的压力突然增加，达到腹部推力的效果。

　　海姆立克急救后检查：建议对患病或虚弱的老年人实施海姆立克急救法后，立即拨打 120 将其送至医院进行进一步的体检，检查是否有并发症，如肋骨骨折或肝脏、脾脏等内脏受损。

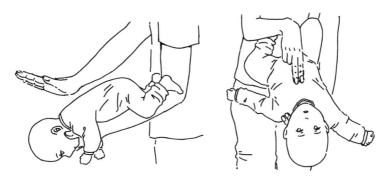

儿童抢救

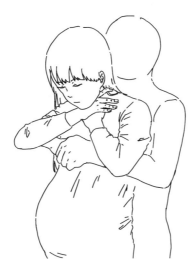

孕妇抢救

关于窒息的防治最后我们来做一下总结：

窒息的处理原则：

预防：遵循安全的吞咽策略，千万不能"囫囵吞枣"。生活中很多小孩发生窒息的原因是吃东西时没有好好咀嚼，一口吞下花生、葡萄和糖果等。咀嚼好的食团要慢慢咽下，期间要集中注意力，勿受干扰。

识别：注意窒息的求救信号，包括无法呼吸或说话、脸色青紫或变灰、焦躁不安。

应对：让窒息者咳嗽，及时清理口腔内痰液、呕吐物等，有活动假牙者取出假牙。必要时执行海姆立克急救，启动紧急联系装置，拨打120，不可随意离开患者。

随访：进行海姆立克急救后，若患者情况好转，神志清醒，在生命体征逐渐平稳后，详细回顾发生误吸的原因，确定有效的预防措施，防止类似问题和情况再次发生，并且关注后期可能出现的呼吸道疾病。

写在最后的话：窒息和抢救这一章写完了，我们的书也写到了尾声，我真心希望本书能被更多的人看到，也希望有更多的人关注窒息的防治。在这里也要真心感谢一下海姆立克老爷爷，正是因为他提供的急救方法，我们才有机会从死神手里抢救回许许多多的生命。

后　记

这本书从一个想法起步到开始搜集材料，再到提笔，期间几经删改，从春到夏、自秋而冬，终于在 2021 年底顺利收笔。我们整个团队有来自大学的科研专家，有康复专业的教授，有康复治疗师，有高年资专业护理人员，大家在一起磨合、讨论，成稿后互相修改，整个过程虽有波折，但更多的是火花。写书期间，我们经历了 2021 年东京奥运会，也在媒体上读到了《奥特曼》的导演饭岛敏宏因为吸入性肺炎去世的消息，这些"时代的记忆"被我们写进了章节里，就是想更加贴近大家的生活。诚然，写科普就像做菜，一样的原材料，有的做出来色香味俱全，有的却寡淡无味。我们这群"新手厨师"怀着忐忑的心情烹调了"这桌饭菜"，不尽如人意之处希望大家多多谅解。

在这里要感谢施爱萍、朱妍静两位治疗师，林红梅和王亚芹两位护士长对本书提出的宝贵意见，使得我们在康复治疗和护理方面的内容更加丰满、充实。最后要特别感谢我们可爱的金林沁小妹妹，作为同济大学医学院的实习生，平时课业十分繁重，她利用课余时间为本书绘制了插图，方便大家更好地理解书中的医学理论和生理过程。

2022 年的钟声响起，在跨年的当口我在电脑上敲下这篇后记。作为当年在蛇杖下宣读希波克拉底誓言的人，无论时光如何流转、世界如何变幻，我们的初心始终如一：有时，去治愈；常常，去帮助；总是，去安慰。

周　蒨

上海市第一康复医院